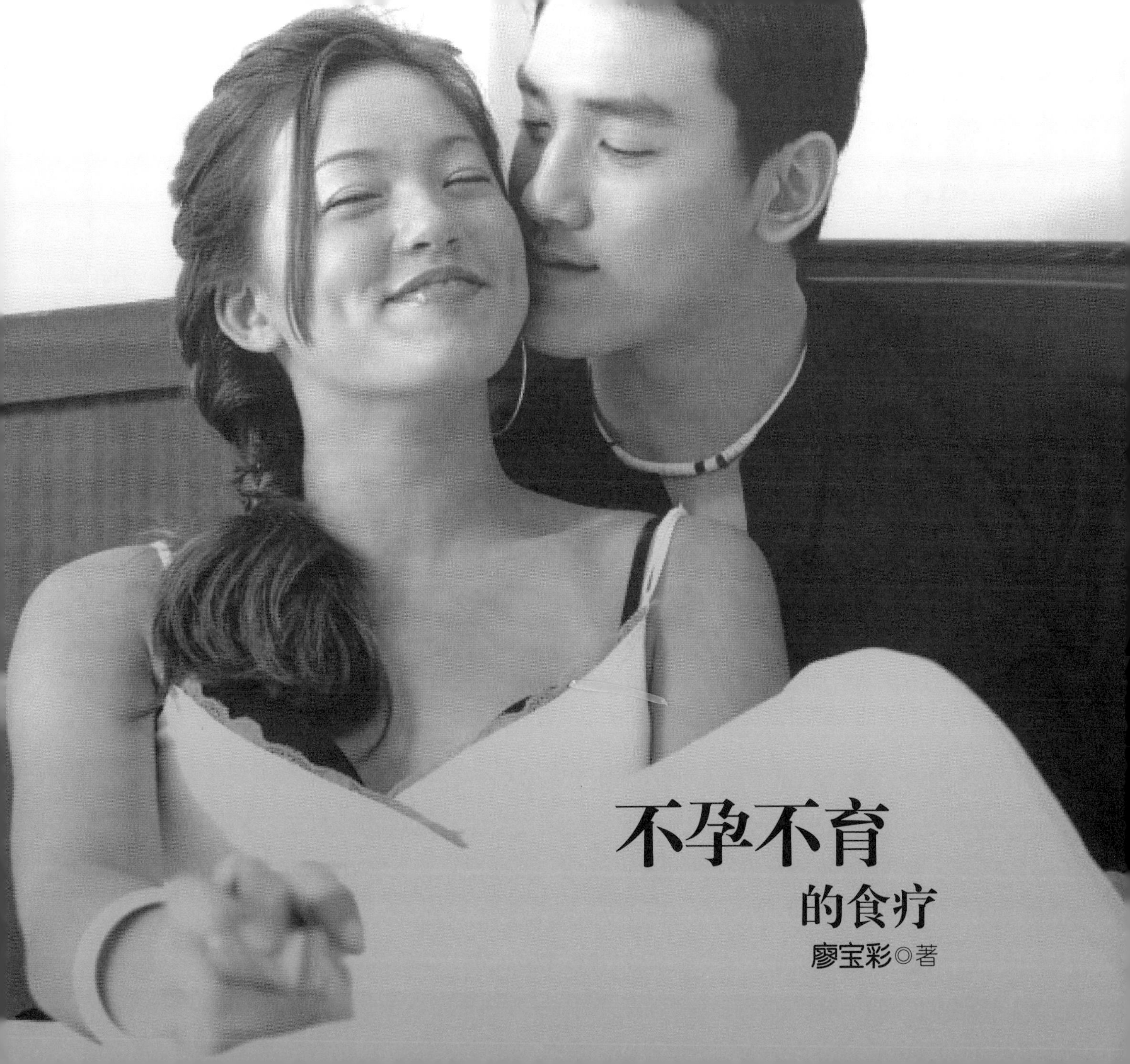

不孕不育
的食疗

廖宝彩◎著

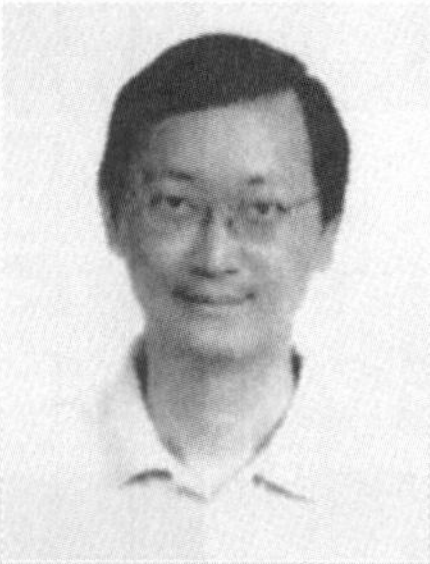

中国台北县卫生局局长

許銘能

不孕夫妻的宝典

近年来由于教育水准提高、妇女就业率大幅提升，养育子女的负担加重，造成国人的生育率逐年下降，根据统计，目前一对夫妻平均只生育1.2个子女，与临近的日本相当，未来势必加速人口的老化，加重社会的负担。

此外，国人的结婚年龄也逐年上升，高龄产妇及不孕症的发生也相对增加，不孕症常困扰着夫妻，并带来不小的心理压力，导致到处求医，最终只好接受人工生殖，造成身体与经济莫大的负担。

廖医师以中医的观点，收集传统中医不孕症的各种治疗方法，除中药治疗外，更包括各种养生的方法及饮食疗法，透过本书的介绍可增进民众对不孕症的了解，及传统饮食治疗的知识，让不孕的夫妻可以透过各种不同的饮食疗法，选择适合自己的方式。

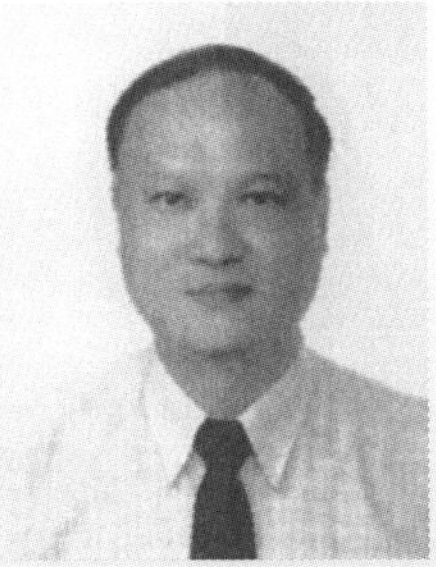

中国台北市立联合医院　中医院区院长

鄭振鴻

求子有方的好书

常与不孕求诊的夫妻开玩笑，未婚前虽名不正言不顺，但受孕几率偏高，正式结婚后急欲生男育女却反而一子难求。未婚前在浪漫气氛催化中，在没有身心牵挂的情境下，尝试禁果是激情忘我的，当然受孕率高；婚后现实生活的压力，新环境的适应，新人际关系的建立，孕育新生命的责任等，一再稀释了情趣的甘甜，反而求子而不得。诚如作者所言：“不孕症夫妻，承受压力相当大。传统观念下，来自公婆、父母、周遭亲朋好友的压力给他们心理造成的困扰是主要原因。”所以，只有情绪稳定舒畅，夫妻相互关怀协调，人生大事的完成方可指日可待。

虽然不孕不育不是病，但夫妻双方面都有着同等的责任。如果相互充分沟通，彼此疼惜，同心协力，应该很容易完成任务。结婚将满两年时，如仍无法自然受孕，又担心不孕，夫妻两人可先自我检讨生活上、方式上是否有任何缺失，再尝试运用中医自然疗法。如仍无法达成目的，再考虑看不孕特别门诊。

女人比较了解女人，想做母亲又羞于向人询问，就可以学习利用本书的治疗食疗法达成愿望。本书从不孕不育的基本概念，到如何尝试受孕；从中医观点，或男方病因、或女方病因、基本疗法、自我调理，到药膳疗法，皆能满足读者的要求。是一本符合现代、兼容过去，一般饮食男女、恩爱夫妻不可或缺的宝典。

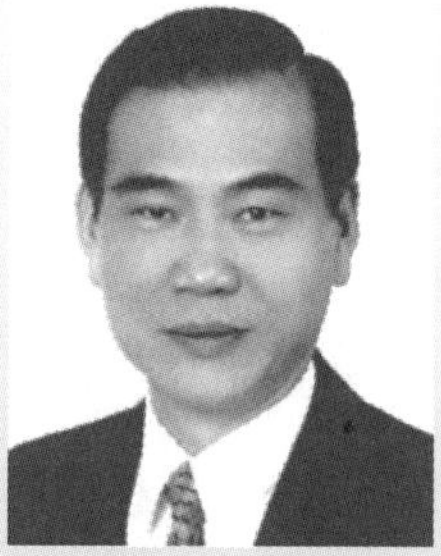

中国台湾中医师公会联合会监事长
广州中医药大学妇科学指导教授
陳俊明

预防与调理不孕的实用书目

生命科学是21世纪众所瞩目的焦点，生物研究探索生命的本质，已进入分子水平——细胞功能、遗传秘密与基因表达调控的特性，均被一一揭示；因而人人享受生育健康，讲求的是不但能生，而且要能生出健康的宝宝。

现代科技的进步，检查仪器推陈出新，彩色超音波与各种先进的生化检验，使得以往不明原因的不孕、不育症，可以得到明确的诊断与治疗；然而在临床经验上，不孕的夫妇却不减反增。结婚年龄的延后，工作压力的加重，性生活过度开放，被化学物质污染的环境，都在影响生殖的品质，而这正是中医诊疗不孕、不育症的强项。中医依据体质不同，给予适当的治疗与调养，常会收到惊奇而满意的效果。

廖宝彩医师临床经验丰富，专精于中医妇科，针对不孕、不育之主题，从病因、预防、调理与食疗，在本书中一一呈现，内容实用而珍贵，实为一本不可多得的参考书目，故乐为之序。

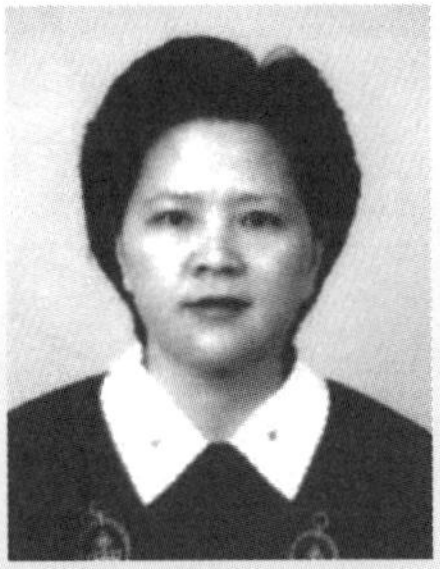

不孕不育的良方

临床上，因不孕不育来求诊者不在少数，每当见到求子若渴的夫妇，欣喜地告知怀孕的消息时，确实是莫大的安慰。中国医学在这方面丰富的内容，加上中药与食材配合炖煮的调理，既可疗病，又可享受美食，对不孕不育者是莫大的福音，实在有必要将药膳心得与处方提供出来，适值赖慧真医师的提议，便接下这个重担，把不孕不育的饮食药膳疗法完整地呈现，感谢赖慧真医师。

本书重点是药膳，了解自己的体质与食物属性，就可以选择适合自己与另一半的药膳。药膳中有炒的、蒸的、煮的或粥品、茶饮、汤品等；对女性可补血、活血、补肾，男性可补肾、强精、壮阳，也可增加性功能。

书中将不孕不育的因素、检查、中西医治疗做概括的介绍，让不孕不育患者了解问题出在哪里，该如何就医。同时将一些常见问题，以自问自答方式呈现；在引入正题——饮食疗法前，提供强精壮阳、温暖子宫的房事养生功法。只要持续有恒地练习，再配合书中提供的36道药膳饮食的调养，相信“有子万事足”的期望，将会很快地实现！

《前言》 不孕不育不是病 药膳调理有一套

结婚生子，是天经地义的事。有些夫妻一结婚马上就怀孕了；但有些夫妻并未避孕，或停止避孕却迟迟无法受孕。一般而言，如果夫妻有正常的性生活，未采取任何避孕措施，两年后仍未怀孕的，则称为“不孕症”。

不孕症夫妻，在中国台湾所承受的压力是相当大的。在传统的观念下，有来自公婆、周遭朋友甚至同事的压力。因此，不孕症对夫妻的心理上或身体上，甚至经济上，都可能造成很大的困扰和负担。

■不孕症最好夫妇一起就诊

不孕症发生的原因很多，男女双方都有可能，女性的症状明显较多，男性较少，因此，有少部分男性不肯就诊，让太太做开路先锋，盲目就诊、反复检查，最后才发现原因在自己身上。因此，夫妇最好一起就诊，共同找出原因，对症治疗；同时要有耐心，不要怕失败。有些不孕症的治疗，疗程非常长，有些长达半年以上。

不孕症受精神与心理的影响非常大，房事之际，双方必须心情舒畅，互相协调，才易成孕。求子心切的人，常常容易气机不畅，造成不孕；而不孕又使其焦急不宁，形成恶性循环。因此，常见一些多年不孕的妇女，领养了一个孩子后，不久却怀孕了，这是解除了精神紧张的结果。

中西医治疗不孕症各有所长，中医是以辨证论治的原则，依照个人体质给予不同的药物。临床上，常常碰到来看月经不调的妇女，月经问题解决后，原本多年不孕，竟然怀孕了，印证了古人讲的“种子必先调经”的理论。而西医的人工生殖科技，解决了不少不孕者的困扰，只是目前费用仍较高，而且也有部分仍无法达成愿望。

■药膳调理补益又治疗

饮食治疗，早在我国2000多年以前，在《黄帝内经》中对人体所需的营养物质就有了专门论述。书中记载：“五谷为养，五果为助，五畜为益，五菜为充，气味合而服之，以补精益气。”古代药物、食物是分不开的，事实上，许多食物本身就是药物，例如：芝麻、大枣、山药、龙眼、百合等，因而有“药食同源”、“亦药亦食”之说。又有“药补不如食补”的说法，食疗法可扶助正气，增加机体抵抗能力，常常能达到单纯药物不能达到的作用。

药膳是把中药和食物、调味料有机地结合起来，利用传统的烹调手艺，制作成具有保健强身、防病治病、延缓衰老的一种特殊膳食，有融合治疗与美食于一体的特点，普受大众的喜爱。一个人可能一生不打针、不吃药，但是，每天都必须吃饭。在做菜肴的时候，稍加心思，制作适合自己与配偶的药膳，使它既有食品的色香味形，又有保健和治疗作用，真是一举两得。

药膳具有补益和治疗的双重作用，但是如果要充分发挥其作用，盲目地、像吃普通食物那样地服用药膳是不行的。因为一般食物性质比较平和，而中药的性质差异比较大，许多加入多味中药的药膳，其性质已经明显地偏于温热或寒凉，所以，在服用药膳时，必须考虑药膳的性质与人体的情况是否适合。

■ 依体质调理更有效

热性体质的人，适合寒凉性食物，忌吃热性食物或药物；而寒性体质的人，可食温热性食物，忌服寒凉性食物或药物。若在夏天，一位热性体质的人服用了温热性的食物或药物，则有可能嘴巴破、流鼻血，或有其他状况。所以，在制作药膳之前，要先了解自己的体质，以及食物的属性是否适合。同时也要考虑季节，春天，万物生发向上，适宜升补；夏天，天气炎热，适宜清补；秋天，气候凉爽，适宜平补；冬天，气候寒凉，适宜温补。有人说：“冬季进补，开春打虎”，所以，一般人有冬季进补的习惯。

如果饮食不当，瞎吃乱补会有危害，例如常常吃些醇酒厚味，久了容易产生湿热，湿热下注，则易遗精；过食生冷、寒凉食物，久则宫寒不孕；僧、尼戒食肉类，是为了降低性欲及生殖功能，由此可见饮食对生殖方面的影响。

不孕症大多是虚症，尤其是肾虚，因为肾虚无法正常产生卵子、精子，因此，女性不孕与男性不育，很适合以药膳来调理，以补肾中药与具有补肾功能的食物配合起来，具有加倍的效果；在治疗的同时，又可享受美食。

《目录》contents

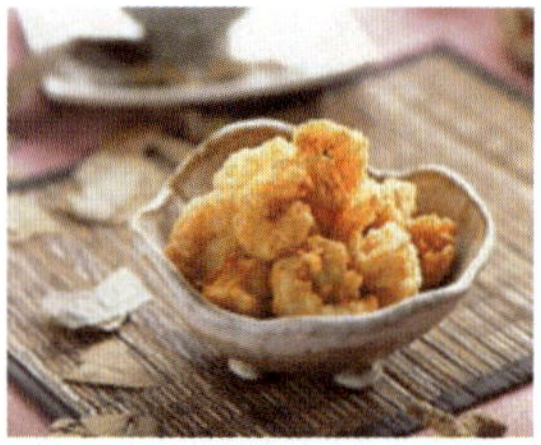

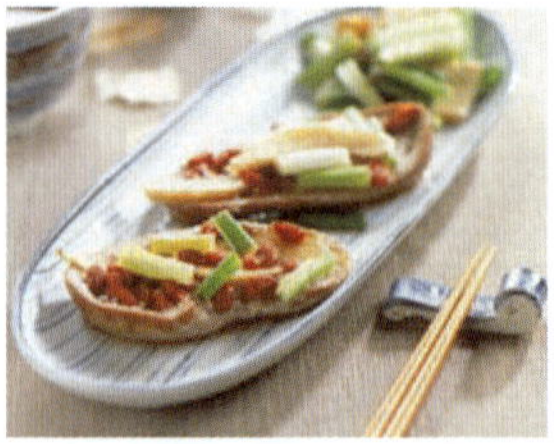

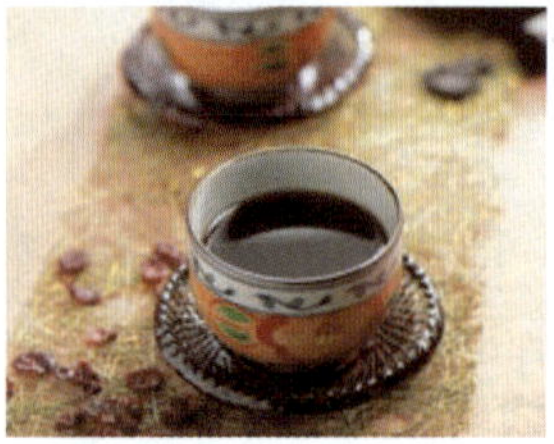

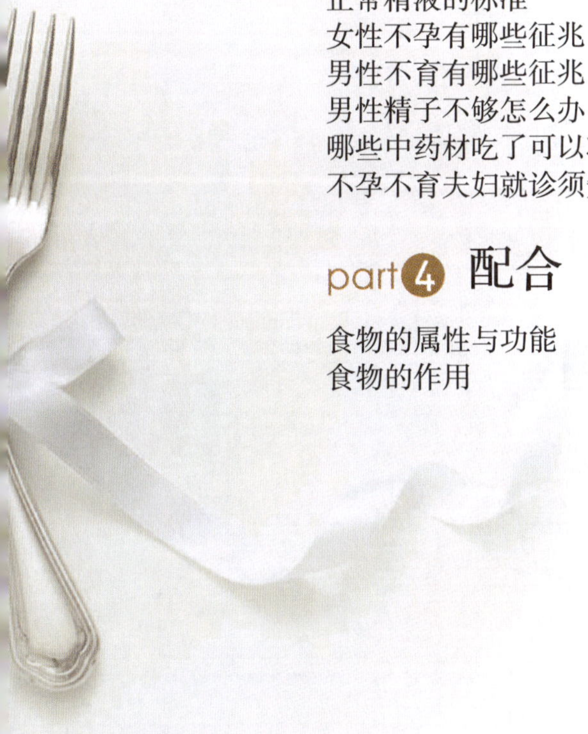

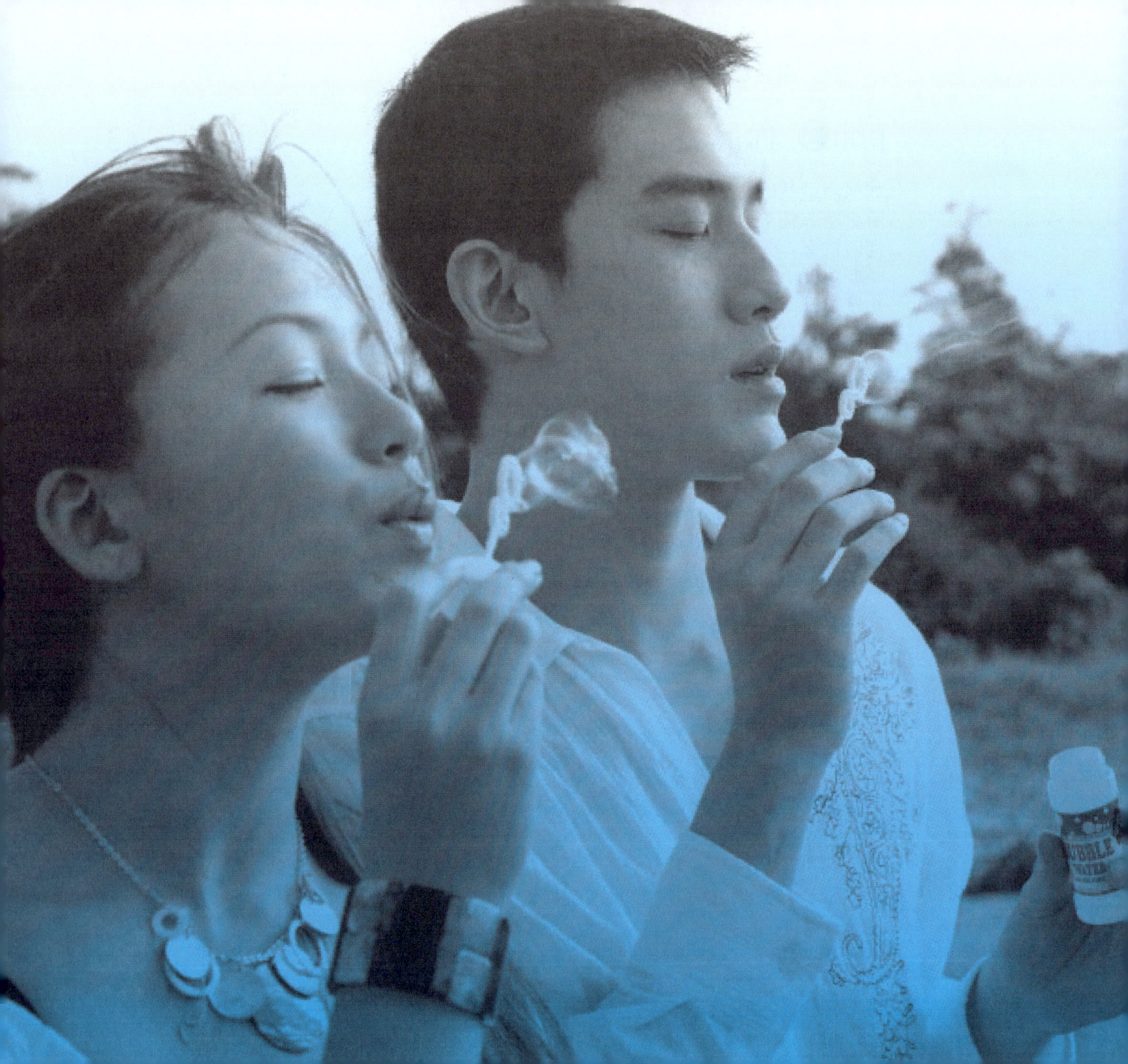

part 1

不孕不育的烦恼

怀孕生子是件令人惊喜的事，但有一些人却无法感受到这份惊喜。随着社会的发展，各种环境污染、工作压力、不良生活习惯，以及晚婚等，使得不孕不育的人逐年增加。

一对喜欢孩子的夫妻，结婚多年而未怀孕，其内心的痛苦可想而知。在此情况下，有的求神问卜，服食偏方，不仅花钱，有时甚至伤身，因而本章清楚地说明不孕不育的概念、原因、检查与治疗，了解男方或女方的相关因素，适当的检查，选择中医、西医或中西医结合治疗，再配合第四章的饮食疗法，则有子万事足的心愿，将不再是梦想！

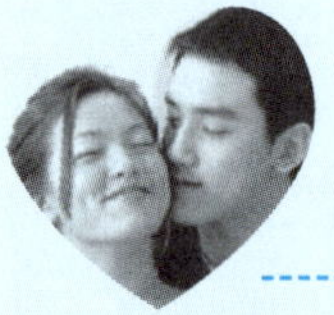

不孕不育的概念

凡生育年龄的妇女，配偶生殖功能正常，婚后同居2年以上，未采取避孕措施而未能受孕者；或曾经受孕而两年又不再受孕者，称为不孕症。前者称为原发性不孕，后者称为继发性不孕，欧美一些国家把不孕期限定为1年，不孕症是一个困扰社会和家庭的实际问题。根据世界卫生组织的统计，各国不孕症的发生率一般为5%~15%，其中西方国家发病率较高。

通常不孕症是指女性不孕症，而不育症则分为女性不育症和男性不育症。由女方原因造成曾有过妊娠，但均已流产、早产、死产而未获得活婴者称为女性不育症；由男方原因造成女方不孕者，称为男性不育症。男性不育症是指精子的生成、成熟、运输或射精能力缺陷等造成女方不孕的总称。

根据统计，新婚夫妇一年内怀孕者约80%，两年内怀孕者约有90%。在不孕症中，女方问题占30%~40%，男方问题占10%~30%，因双方因素而导致不孕占15%~30%。

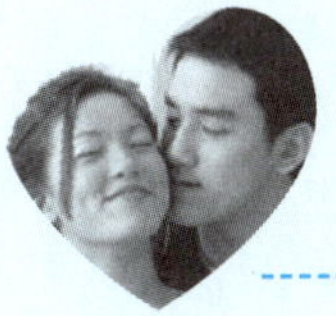

不孕症的诸多原因

受孕是一个非常复杂的生理过程，包括从卵子、精子的产生、运行，到精卵结合、受精卵的着床、生长、发育及成熟等过程。性交时，数亿的精子在阴道内往上游，经子宫颈进入子宫腔内，然后进入输卵管，在输卵管内与卵子结合，便成为受精卵，受精卵最后在子宫内膜着床、生长。

要完成这些动作必须要有以下条件配合：正常的精子、卵子，子宫颈的分泌物需适合，子宫的开口需畅通，输卵管无阻塞，子宫内膜须适合受精卵着床，继而生长。其中任何一个环节发生障碍，都可能导致不孕。

◆女方子宫与排卵因素

1. 排卵功能障碍

卵巢有规律的排卵是生育的必要条件，但有些像内分泌功能失调、卵巢发育不良、卵巢早衰、多囊性卵巢综合征、甲状腺疾病或重度营养不良、过度肥胖、精神过度紧张等因素，都可能影响卵巢功能，导致排卵障碍。

2. 输卵管因素

占不孕原因的20%~40%，有输卵管阻塞、先天性输卵管发育不全、输卵管畸形等，输卵管阻塞约90%是由于淋菌的入侵，起初没有任何症状，过了一段时间后，就会感到疼痛，时好时坏，久了就会引起输卵管狭窄，甚至阻塞。

3. 子宫因素

子宫发育异常、畸形、子宫肌瘤、子宫内膜异位症、子宫腔粘连与急、慢性炎症等均会影响受孕。

4. 子宫颈因素

子宫颈黏液的量和性质，与精子能否进入宫腔有密切的关系；子宫颈管的粘连，也会使精子不能进入。

5. 身心因素

年龄因素与妇女生育能力关系密切，过度肥胖、清瘦或营养不良，都可能影响生育。

6. 营养因素

维生素缺乏，特别是维生素E、维生素A及维生素B群缺乏，都可使不孕率增高。

◆男方精子少等因素

1. 精子生成障碍

是男性不孕最常见的原因，有无精症、少精症、死精症、精子活动力不足等。

2. 生殖器异常

先天性阴茎过小或过大、阴囊橡皮肿、精索静脉曲张等。

3. 性功能障碍

例如：阳痿、早泄。

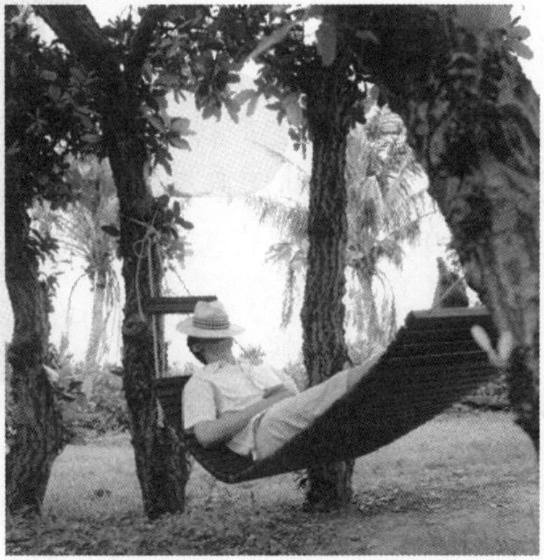

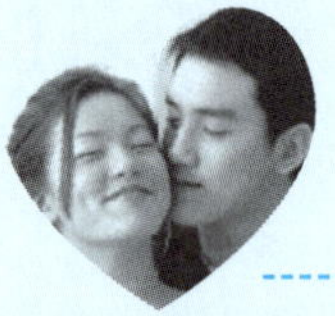

了解不孕原因，首重检查

要了解不孕的原因，才能对症下药，所以，治疗不孕症的第一件事就是检查。

导致不孕症的原因很多，找出原因，对症下药，可以省去许多不必要的治疗与金钱。例如：一对夫妻，不孕的原因在于先生精子数量不足，先生未做检查，太太猛找医师治疗，是没有用的。中医的治疗，也可以先做检查，因为医生会根据不同的原因给予患者不同的治疗，例如：不排卵与输卵管阻塞引起的不孕症，其用药是不一样的。

女性可到医院妇产科检查，男性可到医院或一般诊所检查。男性检查前须禁欲3天，不要使用避孕套。女性在看诊前，可先清洁外阴部，若有基础体温记录单，要一并带去给医师参考。

若做输卵管通畅检查，应该在月经周期的前半段进行，最好在月经刚结束时，若骨盆腔或阴道发炎则要避免做此检查。

◆女方检查有无排卵

1. 排卵

怀孕的先决条件，需有排卵，所以，先检查是否有排卵。到西药房买一支专门量基础体温用的体温计，每天早晨醒后未活动前先测量口腔温度，并记录在基础体温表上，观察是否有排卵，排卵后体温会上升0.3~0.5℃。

2. 输卵管通畅试验

一般都选在月经刚结束之后的一周内，做输卵管通畅度的检查。

3. 内分泌测定

由医师决定。

◆男方检查精液

1. 精液检查

精液检查非常简单，费用不高，先生可主动去做，以了解男性的生育能力和生殖道是否阻塞。禁欲3~5天之后，以体外排精等方法，直接将精液全部射入清洁干燥的玻璃瓶内，快速送到检验室。若检查结果不佳，最好重复再查一次。不要使用避孕套行房，再将射出的精液倒入玻璃瓶内，因为避孕套通常涂有杀虫剂，会影响判断。

2. 生殖器官检查

检查有无睾丸、阴茎的器质性病变，或精索静脉曲张。

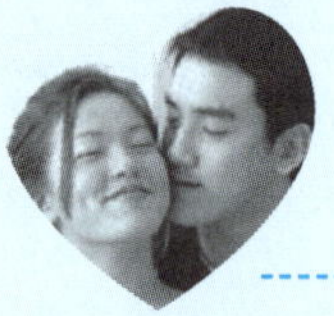

中西医治疗各有不同疗效

引起不孕的原因很多，治疗须针对不同的致病因素采用不同的方法，同时需要夫妇双方的合作，方能成孕。

◆西医治疗首重诱发排卵

西医治疗不孕症有许多方法，有诱发排卵、输卵管阻塞的治疗、子宫因素的治疗、免疫因素的治疗、人工授精、体外授精及胚胎移植等。

1. 诱发排卵

在月经周期第5天开始给予促排卵药，连续5天，大约80%有诱发排卵效果。但会有一些副作用，例如：面部潮红、腹胀或疼痛、乳房不适、头痛、多重受孕等。

2. 输卵管手术

手术以腹腔镜方法来施行，或以剖腹方式进行。目的在于修复输卵管通畅及蠕动性。但输卵管通畅的重建并不能保证怀孕，因为输卵管功能可能已经永久地损坏或失常。副作用是会产生手术并发症、增加未来的怀孕中发生子宫外孕的几率。

3. 体外受精术（试管婴儿）

让人类的卵子在体外受精，这是现代医学一大进步，能让以前根本不能怀孕的人有怀孕的机会。例如：输卵管疾病、精子数量很少等。副作用是容易多重怀孕，多重怀孕会使胎儿致死率增加。另外，体外受精费用相当昂贵，而且不容易一次成功，有的要做很多次，也不一定成功。

◆中医药治疗从整体出发

“不孕”一词早在2000多年前的中医经典著作《素问》中已有论述，所以，中医药治疗不孕症已经累积了2000多年的经验，期间出现了不少名医名方，例如：毓麟珠、左归丸、右归丸等。

中医药治疗不孕不育症是从整体出发，以辨证论治的原则，调整人体的阴阳，以恢复机体的正常功能，往往有很好的效果，而且没有副作用。

一、女性不孕多因为月经不调

强调“种子必先调经”，因为女性不孕，大多因为月经不调。女性若月经的周期、颜色、质、量都正常，没有痛经，在排卵期，有拉丝状似蛋清的分泌物，通常是有正常排卵的象征，这是怀孕的首要条件。

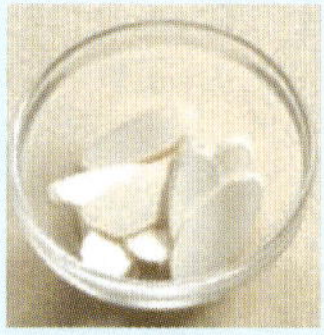
▲山药

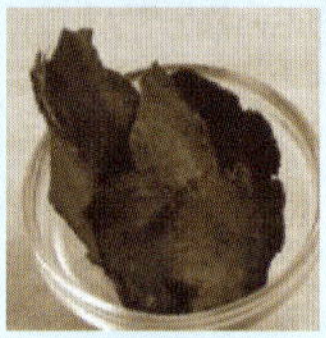
▲何首乌

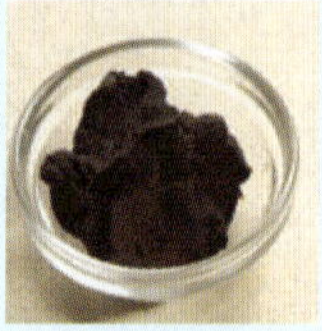
▲熟地黄

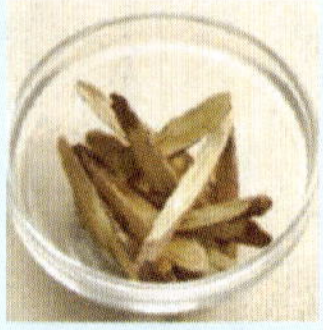
▲赤芍

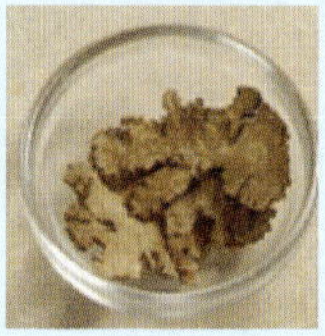
▲川芎

中医治疗女性不孕症分为五个证型来治疗。

1. 肾阳虚证

【症状】婚久不孕，月经迟来或闭经，经色淡暗，性欲淡漠，小腹冷，白带水水的，量多，头晕，腰膝酸，夜尿多，黑眼圈，舌质淡黯，舌苔白，脉沉细。

【处方】右归丸、毓麟珠等加减。有科学中药粉与中草药煎服两种服用方式温泡饮。

2. 肾阴虚证

【症状】婚久不孕，月经常提前，经量过少或闭经，经色较鲜红，经期延长或来不止。头晕耳鸣，腰膝酸软，手足心热，失眠多梦，阴道干涩，舌质稍红略干，苔少，脉细略数。

【处方】左归丸、养精种玉汤、五子衍宗丸等加减。

3. 肝气郁结证

【症状】婚久不孕，月经不调，先后无定期，经量多少不一。或经前乳房胀痛，或经前烦躁易怒，紧张焦虑，舌暗红，脉弦细。

【处方】开郁种玉汤、定经汤等加减。

4. 气滞血瘀证

【症状】婚久不孕，月经多延后或周期正常，经来腹痛，经量多少不一，经色紫暗，有血块，块下痛减，舌质紫暗，或有瘀点，苔薄白，脉弦细涩。

【处方】桃红四物汤、膈下逐瘀汤等加减。

5. 痰湿内阻证

【症状】婚久不孕，多自青春期始形体肥胖，经迟来或稀发，甚至闭经。白带量多，色白无味，头晕心悸，胸闷恶心，面目虚浮。舌淡胖，苔白腻，脉滑。

【处方】苍附导痰丸加减。

注：右归丸、毓麟珠、左归丸、养精种玉汤、五子衍宗丸、开郁种玉汤、定经汤、桃红四物汤、膈下逐瘀汤、苍附导痰丸等都是“古方”，中药房都可抓药。
“温泡饮”即煮开后温热着喝。

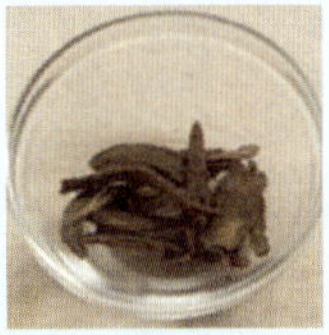
▲ 肉苁蓉

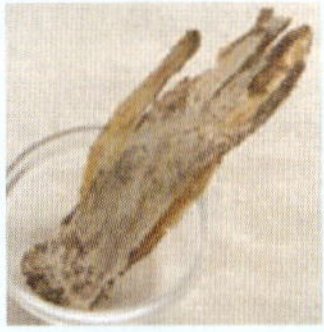
▲ 当归

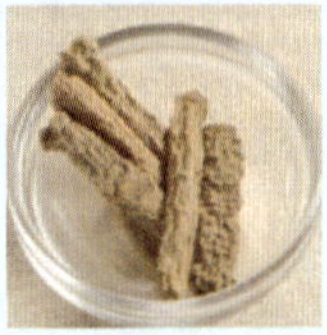
▲ 党参

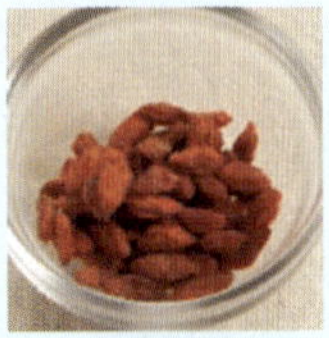
▲ 枸杞子

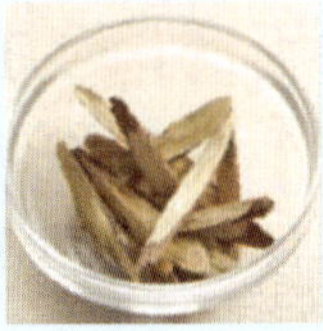
▲ 黄芪

若依个别原因给予治疗，有以下三种方法：

1. 无排卵

若属于没有排卵或排卵不正常者，要用些补肾的药物来治疗，例如：熟地黄、山药、山茱萸、枸杞、菟丝子、女贞子、何首乌、肉苁蓉、淫羊藿等，再配合月经的周期，给予月经周期疗法即可。

中医的治法是以补肾的方法，让肾气足，自己产生卵子，并能顺利排出，使基础体温维持在高档，容易怀孕，不但无副作用，而且可以调养身体。

2. 输卵管阻塞

若属于输卵管阻塞或有痛经者，则给予一些行气活血的药物，例如：当归、川芎、赤芍、泽兰、益母草、桃仁、红花、丹参、香附、郁金、五灵脂等，再配合月经周期疗法。

3. 肥胖

许多过分肥胖的女性，不容易怀孕，因为她们脾肾都较虚，体内水湿排出不良。检查部分患者也许有卵巢增大、排卵不正常或多囊性卵巢。治疗时除了行气活血以外，还要加些去痰湿的药，例如：半夏、陈皮、茯苓、苍术、香附、南星、枳壳、神麯、生姜等。

如果双方检查都没有发现异常而不孕者，一般可以用补肾的方法来治疗，医治一段时间后，都会有很好的效果。

二、男性不育主因肾偏虚

男性不育症，大都因为肾的阴阳偏虚，中医所谓的“肾”范围较广大，不但包括肾脏，而且认为肾主管生殖，肾藏精。男性在生理上以肾精为本，肾精若不足，则会有腰酸痛、眼睛容易疲劳、尿频、性欲淡漠、阳痿、早泄、精子数目少、活动力低等。

治疗男性不育，可根据当事者的身体状况，给予补肾壮阳，或滋肾填精，或健脾益气，或清肝泄热，或活血化瘀等治疗。若有感染发炎，影响生育者，可服用一些清热利尿药：滑石、黄柏、苡仁、牡丹皮、泽泻、通草、蒲公英、黄芩、苦参等加减。

补肾中药：熟地黄、仙茅、山茱萸、杜仲、肉桂、女贞子、菟丝子、何首乌、肉苁蓉、淫羊藿等。

补肾中药有类似性激素和促性腺激素的效果，能促进造精，使成熟精子明显增多。对精液量少、精子不足、活动力低下所引致的不育症有很显著的效果。

1. 男性不育统治方

当归、党参、茯苓、枸杞子、菟丝子、五味子、女贞子、车前子、覆盆子、熟地、川芎、白术、何首乌、肉苁蓉、淫羊藿等加减。早泄者加金樱子、龙骨、牡蛎。

2. 精子异常

男性精子不足或活动力低下者，可用生精汤，其组成：熟地、山茱萸、山药、五味子、淫羊藿、覆盆子、枸杞子、菟丝子、泽泻、茯苓、牡丹皮、车前子、龟板胶、鹿角胶等加减。精子活动力低者加党参、黄芪以补气；精液黏稠、液化差加牡丹皮、车钱子。

3. 阳痿

（1）命门火衰型

【症状】阳事不举或举而不坚，精薄清冷，畏寒肢冷，头晕耳鸣，腰膝酸软，面色恍白，舌淡苔白，脉沉细无力。

【处方】右归饮加减。

（2）心脾两虚型

【症状】阳事不举，精神不振，心悸失眠，纳呆无力，脸色苍黄，舌淡苔薄白，脉沉细无力。

【处方】归脾汤加减。

（3）肝气郁结型

【症状】阳事不举，情志抑郁，急躁易怒，胸胁胀满，喜欢叹息，舌红苔白，脉弦细。

【处方】逍遥散加减。

(4) 湿热下注型

【症状】阳事不举或举而不坚，心烦口苦，四肢无力，阴囊潮湿，小便黄少，舌红苔黄腻，脉濡数。

【处方】龙胆泻肝汤加减。

◆何为特色治疗

月经第四天开始，用点燃的艾条，在门元、子宫、三阴交、学海穴上烘烤，烘烤到局部皮肤微红，面积大约一元硬币大，自我感觉烘烤局部温热舒适即可，每次约30分钟。此法简单，可在家人协助下，自己在家里操作。

每天一次，8~12天为一疗程。治疗期间、治疗后合理安排性生活，每周两次。

◆针灸治疗的特色

针灸是中医独特且得到世界卫生组织承认的医疗方法，可有效及直接地对相关穴位进行刺激，达到活化组织及排除瘀阻的作用，因此，它能“调和阴阳”和“扶正去邪”，怕吃药的人可以选择针灸治疗。

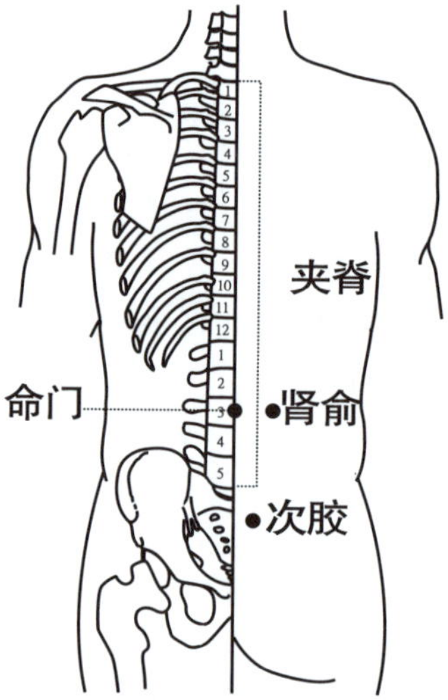

图1

但针灸治疗较费时，一周需治疗3次，一次30分钟，10次为一疗程，针灸时有酸麻胀感觉。

针灸对下列症状有很大的改善作用。

1. 排卵障碍（图1）

取穴：

第一组：关元、归来、三阴交。

第二组：中极、气海、足三里。

第三组：命门、承浆、血海。

方法：每次选用三到四穴， 分别于排卵前3天（约月经周期的第12、13、14天）各针一次，中等刺激，留针30分钟；连刺3天，为一个疗程。

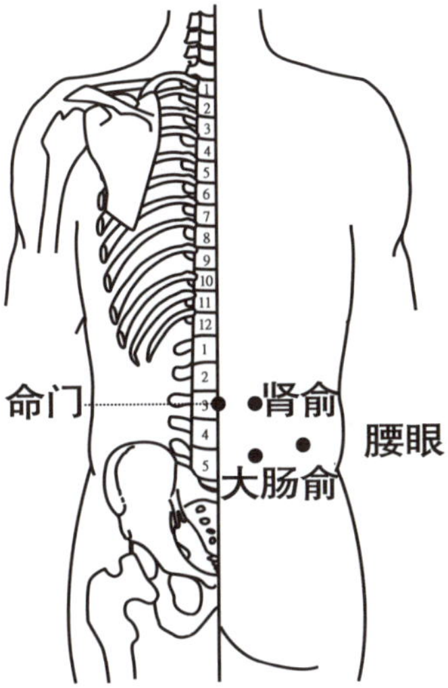

图2

主治： 补肾调经，诱发排卵。用于无排卵型不孕。

2. 输卵管阻塞（图2）

取穴： 关元、气海、水道、归来、足三里、内关、太冲、三阴交、公孙。

方法： 每次选用三到四穴，加用电针，留针30分钟，隔日一次。

主治： 输卵管不通所致不孕。

图3

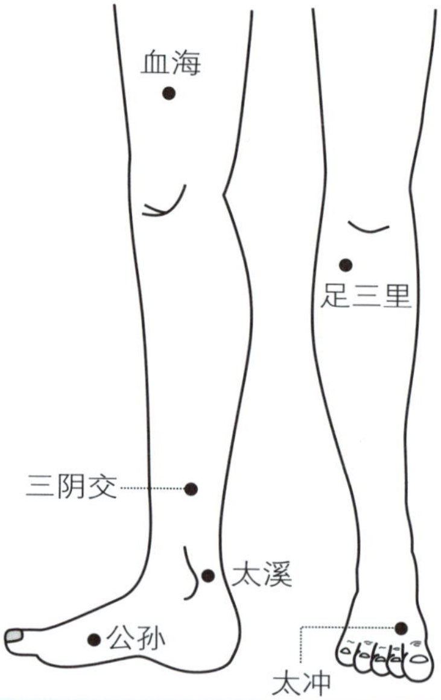

3. 男子不育（图3）

取穴：

第一组：肾俞、次髎、关元、气冲。

阳痿加足三里、太溪。

精子异常加足三里、太溪、太冲、命门、夹脊。

第二组：关元、足三里、肾俞、三阴交。

肾阳虚者，针后在关元、肾俞穴加灸法20分钟。

肾阴虚者，加针太溪穴。

方法：针刺腹部穴位，针感一定要向下传到阴茎、睾丸，效果才会好。

主治：男性阳痿、精液异常。

图4

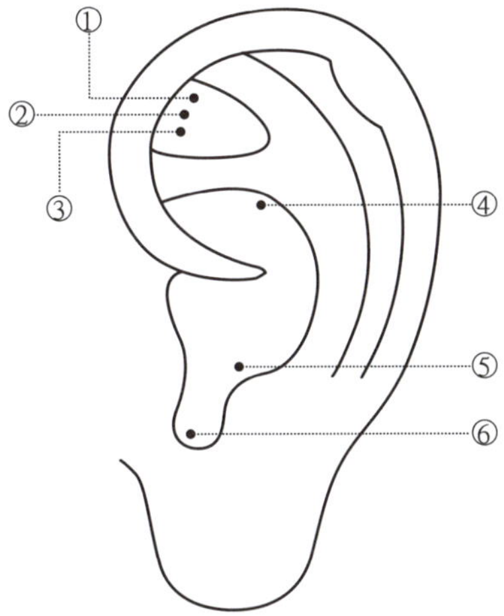

① 卵巢　④ 肾
② 子宫　⑤ 皮质下
③ 卵巢　⑥ 内分泌

4. 耳针（图4）

取穴：内分泌、肾、子宫、皮质下、卵巢。

方法：将王不留行放在胶布上，贴于穴位。月经过多时，可改用菟丝子，每周两次，双耳交替使用，每天按压穴位3~5次，以加强刺激，提高疗效。

5. 按摩（图5）

取仰卧位，自行按摩从肚脐、气海、关元、中极、天枢（脐旁两寸）、四满（脐下两寸，旁开五分）、归来、子宫到气冲穴。用拇食二指旋转按揉穴位，轻轻按压并逐渐用力，有时会产生酸、热、胀的感觉，每穴按摩一分

图5

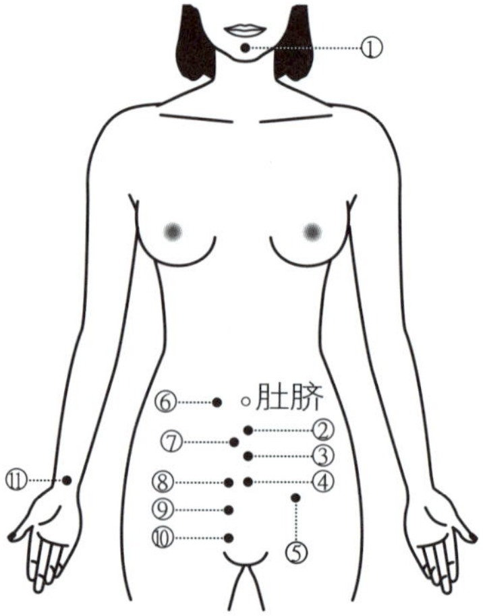

①承浆　⑤子宫　⑨归来
②气海　⑥天枢　⑩气冲
③关元　⑦四满　⑪内关
④中极　⑧水道

钟。最后按摩腹部，双掌重叠，右手掌心置于脐上，左手掌心按压右手背，然后均匀用力，自左至右旋摩全腹，以肚脐为中心，绕圈由小而大，旋摩频率逐渐加快。

◆外治法的特色

1. 外敷疗法

吴茱萸、肉桂、细辛、当归各25克，乳香、没药各15克，樟脑6克，研粉拌匀备用。月经前3天，取药粉5克，加少量黄酒调成糊状，敷于肚脐，外贴酸痛药布。具有温经理气、活血止痛的功效，适用于痛经、不孕等病症。

2. 外阴薰洗

山茱萸、细辛、川椒、蛇床子、附子、甘草各15克。水煎取汁，薰洗外生殖器，每天一次，每次20分钟，适用于阳痿、早泄等病症。

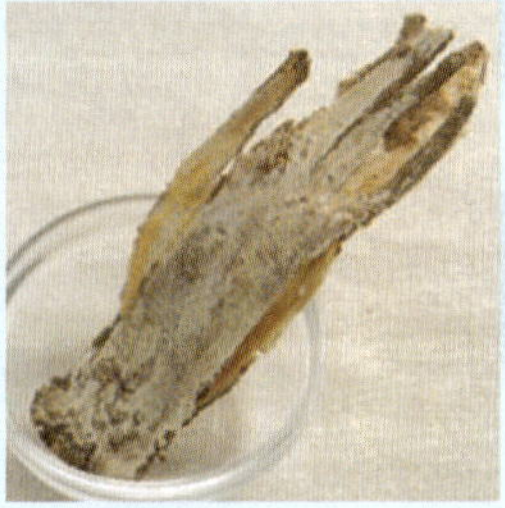

▲ 当归

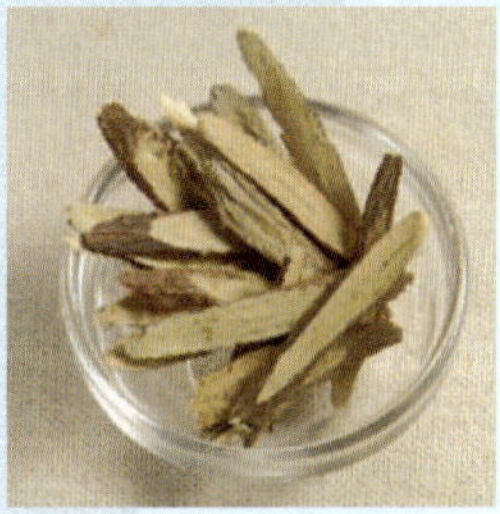

▲ 甘草

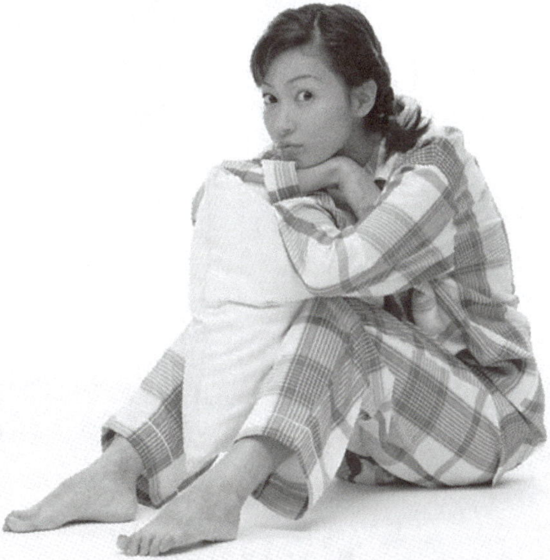

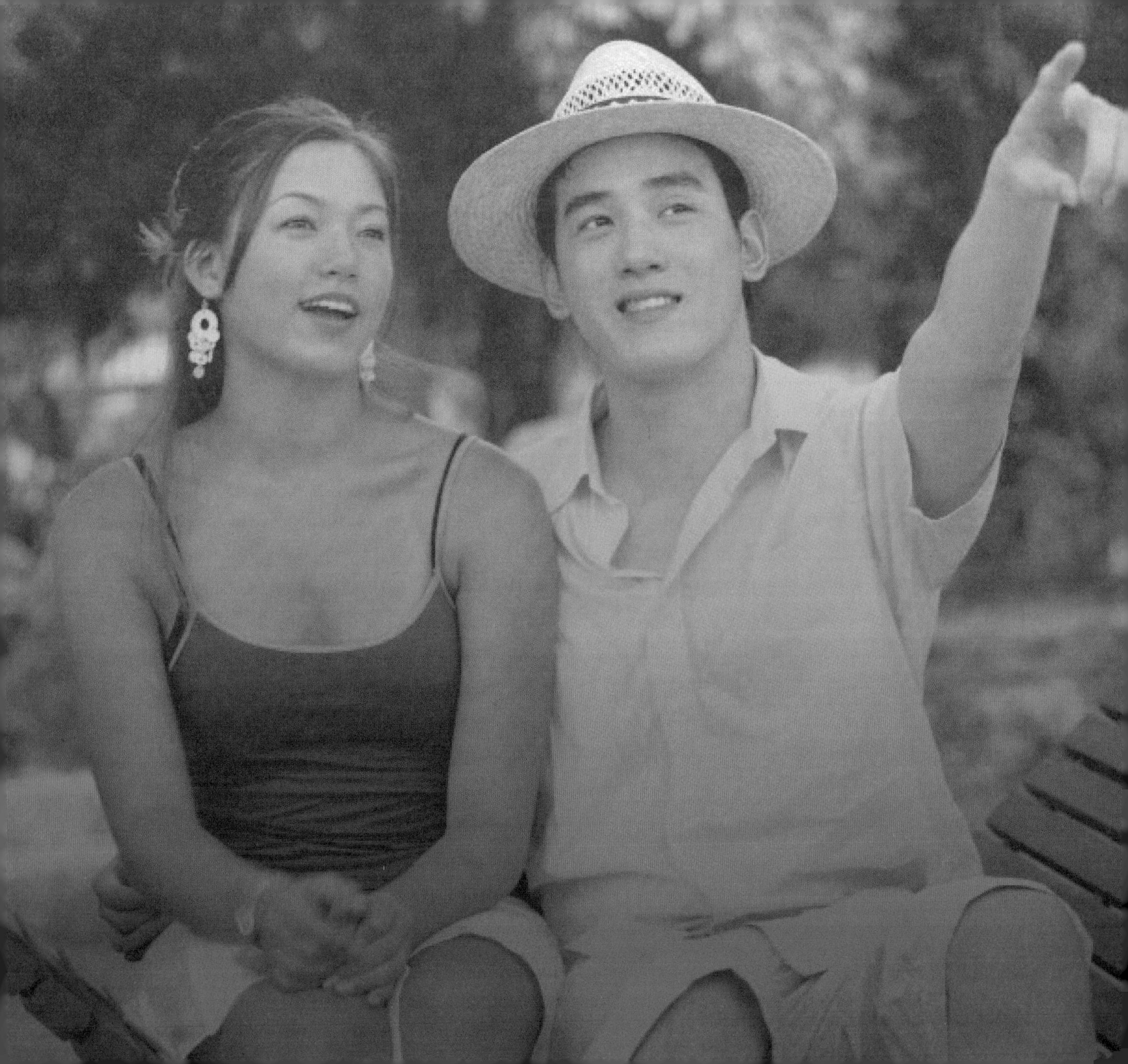

part 2

不孕症的预防

上医（即最好的医生）“治未病”，意即最好的治疗方式为事先预防，使疾病不会发生。一个人身心的健康与否与以下四因素有关。

1. 运动：运动可以强化肌肉、骨骼、组织。

2. 气功：人活着就是一口气在，体内经气的运行，使内脏达到一种平衡的状态，故克里安照相术能照出人体的气场，再由此判断出其健康及个性。

3. 饮食：是身体的养分来源。

4. 七情：喜、怒、忧、思、悲、恐、惊等最好至中和。当然不孕不育症的预防与调理，亦不离此四项原则。

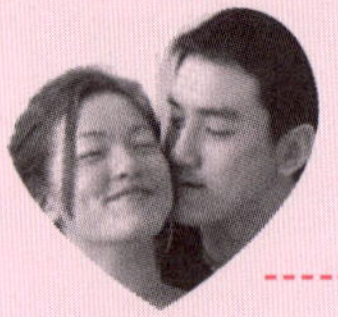

不孕症的预防与调理

不孕症大部分是可以预防的，例如：不要太晚生小孩，35岁以后受孕率就会较低。若平常有白带分泌物要尽快就医，以免严重引起输卵管发炎、阻塞，进而引起不孕症。若发现不孕症，除了接受治疗外，放松心情，别给自己太大压力，必要时可与先生外出旅游，渡个长假，更可选些适合自己或先生的药膳调理。

预防不孕症，要注意下列重点：

1. 选择婚配

避免近亲结婚,《左传》指出“男女同姓，其生不蕃”，古代聚族而居，同姓常是同一氏族，具有近亲的血缘关系，近亲结婚影响生育及优生学。

2. 选择婚龄

过迟或过早结婚均可发生不孕，20~30岁是生育力最强的年龄，由统计资料显示，20~29岁，特别是25~29岁是最佳的生育年龄。女性35岁以后，肾气渐衰，不但不易怀孕，且会增加畸胎的机会。

3. 交合有时

月经周期正常的妇女，可在月经周期的第11~17天，每隔一天安排一次房事，以增加精子卵子相遇的机会。性交后，女方应垫高臀部，继续卧床20~30分钟，以增加精子进入子宫的机会。过频或过稀的性生活不利受孕，应该避免。

4. 实行计划生育

最好做婚前健康检查，以便预先发现生殖系统的问题，及早处理，防止婚后不孕。生育力正常的妇女，婚后短时期内不欲生育者，应采取有效避孕措施。反复进行人工流产，容易导致月经过少、子宫内膜异位症等而引起不孕症的增加。

5. 学会测量基础体温

学会测量基础体温，掌握排卵规律，有利于受孕。

6. 调治劳伤痼疾

首先须调理月经、治疗白带、生殖道的炎症，容易引起输卵管阻塞。另外，子宫肌瘤、子宫内膜异位症也是导致不孕症的常见病因，必须防治，以消除由此导致的不孕。

7. 舒畅情志

情志与不孕的关系密切，情志调和，气血流畅，容易怀孕；若精神紧张，情怀不畅，容易抑制或干扰排卵，会导致不孕。要学会自我消除紧张状态，觉得心情烦躁，易于忧郁时，可以欣赏一下优美抒情的音乐；或看电影、跳舞、散步或找朋友聊聊天。

8. 戒烟，不酗酒

有文献报道：吸烟妇女的不孕率为21%，不吸烟者为14%。因为吸烟可以干扰或破坏卵巢的正常功能，而使受孕机会明显减少；另外，吸烟可使男性精子异常比率升高，因而降低男性生育能力。适当的喝酒，尤其是糯米酿造的酒对身体有一定的补益作用，但不能酗酒，因为酒精对精子的活动能力、形态均有明显的抑制作用。

9. 注意饮食

忌食生冷食物。常吃生冷食物，容易导致月经不调，因而影响受孕。过胖或过瘦的妇女也比较不容易怀孕，有些人在调整体重之后，自然就怀孕了。素食者欲怀孕，要注意营养，因为精液需要锌，女性需要钙质与铁质。过多的咖啡因也会影响生育能力。

10. 男性该注意的事

不要穿过紧的内裤，要避免泡澡水温过高，不要常去桑拿中的蒸汽浴和烤箱，避免感染性病和腮腺炎。

◆女丹功改善性冷感（图6）

此为女子专用功法，出自道家丹术《女丹经》一书。此功法适用于女子阴冷、性感缺乏、性高潮障碍、梦交、更年期综合征、不孕症等病症。

按古书记载，应在子夜、正午时练习，但实验证明，每天清晨、傍晚时练功亦可收到同样的功效。

1. 准备

取盘坐姿势，右脚跟抵住阴户，因为阴户是女子练功时真气走漏之

图6

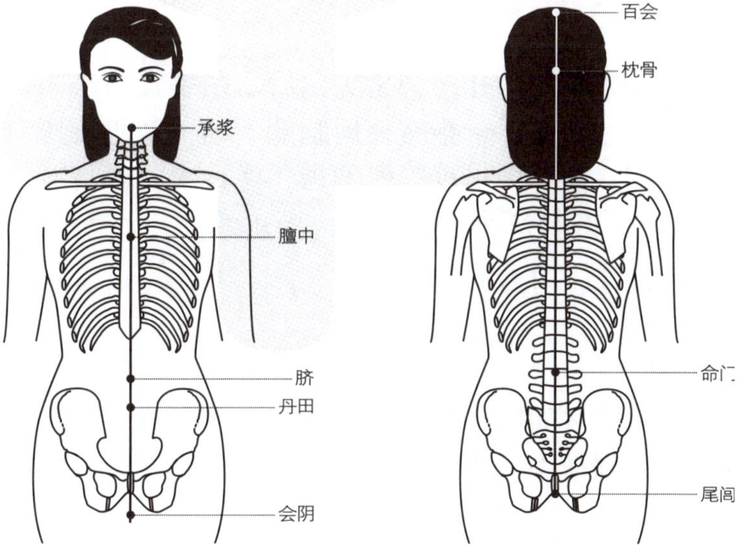

处，故宜取此坐势；坐定以后，双目微闭，舌尖抵住上腭，意念平静，摒除所有的杂念，静息，调整呼吸，腹式呼吸2~5分钟。

2. 叩齿

口唇轻闭，上下牙齿轻叩36下，叩齿有固齿益精，调节冲任之效。

3. 赤龙搅海（即咽津法）

用舌头在口腔内搅动，依次在牙齿的外上、外下、里上、里下轻轻搅擦，共49次，搅后会有唾液增多，即鼓漱（闭口鼓腮做漱口动作）18次，分3次慢慢咽下。

4. 鸣天鼓

两手掌心紧按两耳孔窍，指尖向后，两手食指、中指、无名指同时拍击后枕部18次；然后双手十指按住后脑部不动，掌心按压双耳孔窍至紧，然后突然拨离耳部，使耳内出现轰然响声，做18次；再将双手中指分别插入耳孔内，旋转6次，再突然拨开，使耳内发出响声，亦做18次，最后用掌按住耳窍，以手指弹拨脑后大筋24次。

5. 意守膻中

膻中指两乳之间中点处，将意念集中在印堂（两眉中间，即上丹田），然后渐渐下移到膻中（两乳中间，即中丹田），同时以两眼内视（即以意念观看膻中内部）；耳内倾听膻中之呼气、吸气之声，不可走神；意念、双目、两耳三者合一，均集中于膻中，这样可使清气渐生（膻中是人身宗气聚会之处）。此时乳房内温热，有轻微动感，即用双手掌心按压双乳，由左至右旋转36次。

6. 小周天

先反复练习以上步骤，时间经久，便会感觉内孔出现气感；内气在体内走动时，应以意念引导，使气感沿小周天路线循行，即从膻中至下丹田（脐下3寸），再往尾间（尾骨与肛门之间），过命门（第2、3腰椎之间），透玉枕（枕骨正中），百会（头顶中心）；稍停片刻后，再以意念引气下至鼻窍，并以舌尖抵腭承接内气；引至气管，过膻中，最后进入下丹田；内气完成以上循环运行，便证明任督两脉已打通。任督两脉分别统摄全身阴、阳诸脉，故此二脉一通，则百脉俱通，气血旺盛。

7. 练血化气

以双手手掌托住双乳，拇指分别按住双乳头，吸气时将下丹田之气上提至双乳之间膻中穴，意守双乳头；呼气时再引气至下丹田，意守脐下及子宫；进一步修练时，则在吸气时将内气引至双侧肩部正中的肩井穴，如此反复72次，随后以双手按摩双乳房360圈。

8. 收式

搓热双掌，掩于脐下三寸下丹田处，宁神屏息，意守丹田，腹式呼吸6次，最后擦掌、搓面收功。

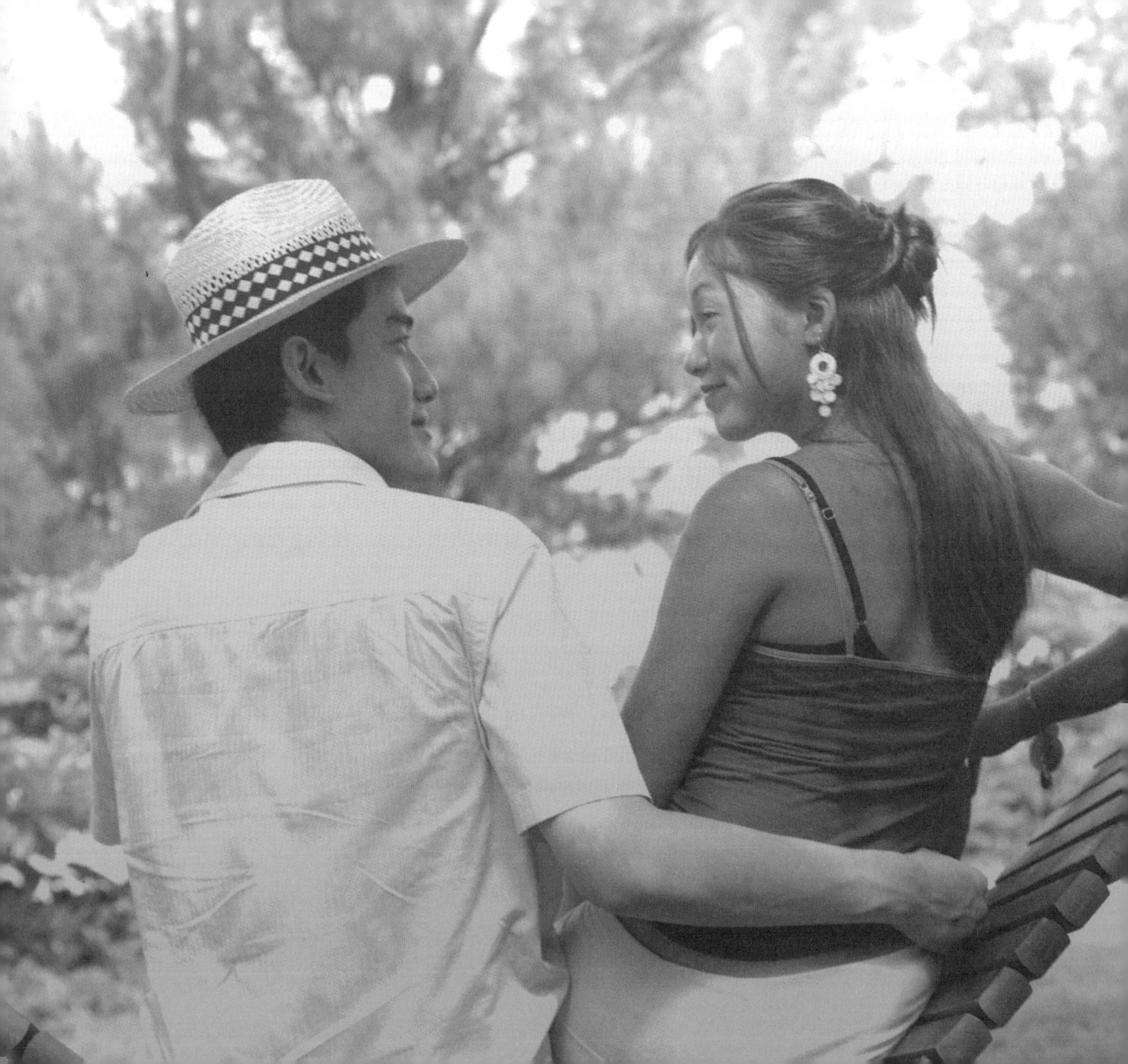

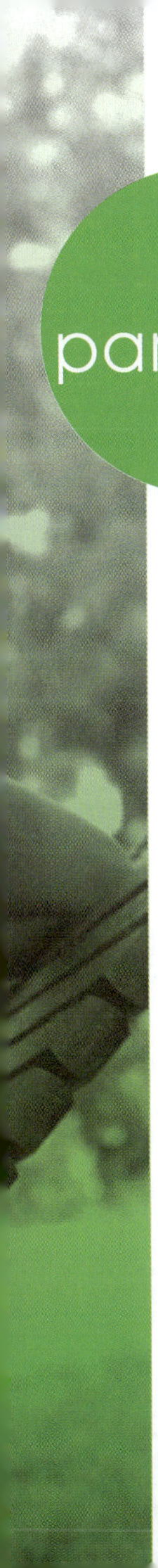

part 3 你最关心的不孕不育问题

我们已经了解不孕不育的原因、治疗及如何预防和调理，以下就一些常见的问题，诸如：如何测量基础体温？如何提高受孕率？生男生女随心所欲等，列出以下11个最常见的问题，内容丰富实用，为大家提供参考。

Q：如何测量基础体温

A **测定方法：**每晚临睡前，将体温表水银柱甩至35℃以下，并将其放在伸手即能取到的地方。次日清晨睡醒后，不要活动，不要起床，不要说话，立即将体温表放于舌下，测口腔温度3分钟，每日测量时间最好固定。夜班工作者应在睡眠休息6~8小时后，按上述方法测定体温。将每天测得体温记录在基础体温单上，最后画成曲线。同时，将生活中有关情况随时记录在基础体温单上以便作参考。基础体温需连续测量，或至少连续测3个月经周期。

测量基础体温可以了解卵巢功能，有无排卵以及黄体功能，指导避孕与受孕，协助诊断月经失调以及是否怀孕。

Q：哪个季节怀孕最好

A 从优生角度分析，怀孕的最佳时间为6~8月，这样胎儿会在3~5月出生，气候宜人，可抱婴儿到户外活动。最好避开11至翌年2月。因为冬末春初是风疹、感冒的多发季节，一旦孕妇被感染，可能会影响胎儿。

Q：何时性交，受孕成功几率高

A 受孕，必须使成活的精子与卵子有相遇的机会，在排卵期进行性生活，

A 最容易受孕，例如：女性的月经是28天的周期，她的排卵大多数是在月经来潮后的第14天；这时候进行性生活，多半可以受孕，因此，可以在第12天开始，每隔一天一次，连续3次。在这之前，男性必须蓄精7天以上，亦即7天之内都不能有性行为。

月经周期不规则者，可参考基础体温，测得排卵之后，每隔一天一次，连续3次。

Q：哪些情况下夫妻不宜同房

A ①饱食之后同房易患肠胃病。

②抽烟、醉酒之后不宜同房。

③饥饿、过度劳累、远行、失眠时同房容易损伤元气，导致生病。

④劳心苦思、哀怒恐惧、神志不宁时，切勿同房。

⑤病情初愈，疮口未完全愈合，或跌打损伤时不宜同房，以防病情复发。

⑥行经期间，切勿同房，易将细菌带入妇女阴道。

⑦分娩后或女方结扎后2个月不宜同房，男方结扎后或女方放环（或取环）后两周内不宜同房。

⑧酷暑严寒，天气突变，雷电交加时最好不要同房。

⑨任何时间同房后，都宜静卧睡眠，不宜离床，劳心出汗，更严禁受热、

受寒，入水工作，冲冷水浴。

Q：正常精液的标准

A **精液量：**2～6CC

精子数目：每CC2000万只以上。

酸检（pH）值：7.2～7.8。

精子正常率：60%以上。

精子活动力：射精1小时内仍有70%以上活动者最佳，60%～70%稍差。

须忌房事5～7天，才可检验精液常规；正常精液呈灰白色或淡黄色黏稠混浊液体。

精液排出后数秒钟内凝固，30分钟内自行液化，精子数不少于20×10^{9}只/L，若小于20×10^{9}只/L可致不孕不育症；畸形精子不超过20%，活动力要强。

Q：女性不孕有哪些征兆

A **（一）月经不正常**

月经周期、月经量不正常，月经有时提前，有时延后；月经量过多或过少。月经量过多，最常见的是子宫肌瘤、息肉、内分泌失调。月经量过少，可能有甲状腺机能异常、女性内分泌失调、子宫内粘连等病症。

（二）有乳汁分泌

据统计，约有60%异常泌乳者伴有不孕。可能患有高泌乳激素症或甲状腺功能低下等。

（三）肥胖

超过理想体重20%的人就要小心，肥胖病人常因月经不调、闭经、排卵障碍而造成不孕。

（四）多毛

毛粗而长，量多，是雄性激素活性过多的表现，部分多毛症的病人可并发不孕。

（五）下腹疼痛

指的是因盆腔器质性或功能性病变所引起的下腹疼痛，是妇科不孕病人常见的主诉症状之一。

（六）异常阴道分泌物

一项对500例女性不孕症患者的病因研究发现，不孕的主要病因是生殖道炎症。炎症久治不愈，易引起输卵管阻塞。

Q：男性不育有哪些征兆

A **（一）阳痿、早泄**

精子无法进入子宫，就不能自然受孕，引起的原因有精神因素、内分泌因素、神经血管因素、药物因素等。

（二）不射精

不能完成射精，就不能使女方自然受孕。

（三）精液异常

精液过少，精子数量不足、活动力差。

Q：男性精子不够怎么办

A 针对病因进行治疗，排除精索静脉曲张的病因以外，以中医辨证施治，中医对少精子症的治疗有独到之处，针对体质给予调补肾阴、肾阳、肾精的药物或药膳，以及其他治疗，往往有不错的效果。但是对精子过低甚至完全没有的患者，效果不好。

Q：哪些中药材吃了可以壮阳

A **（一）动物类**

鹿茸、鹿鞭、海马、海龙、蛤蚧、紫河车等。

（二）植物类

巴干天、肉苁蓉、淫羊藿（仙灵脾）、胡芦巴、仙茅、杜仲、续断、骨碎补、补骨脂（破故纸）、狗脊、益智仁、冬虫夏草、菟丝子、沙苑子（沙苑蒺藜）、锁阳、附子、肉桂、胡桃仁、韭子、覆盆子、鹿衔草、雪莲花、人参等。

（三）矿物类

阳起石、钟乳石、白石英等，此类药物性涩而燥、燥则精竭涸，不宜常服。

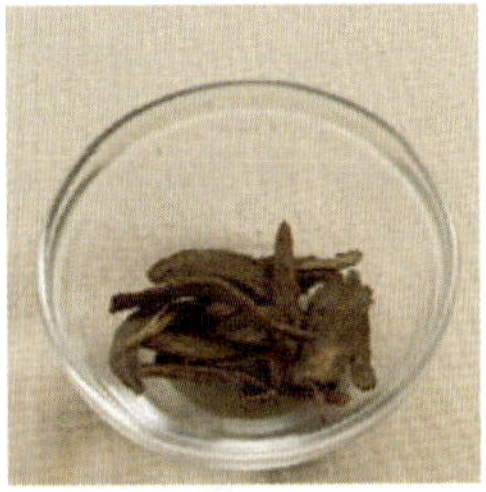

▲ 肉苁蓉

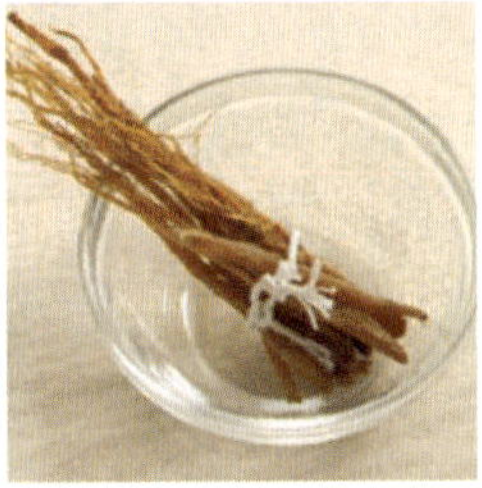

▲ 人参

Q：不孕不育夫妇就诊须知

A 就诊前，男方应停止房事3~5天，看病的前一天晚上，用温水将外生殖器清洗干净；女方最好在就诊前先测量和记录3个月的基础体温，看病前晚也应用温水将外阴清洗干净；如果女方已开始测量体温，也应同时把体温记录单带去。

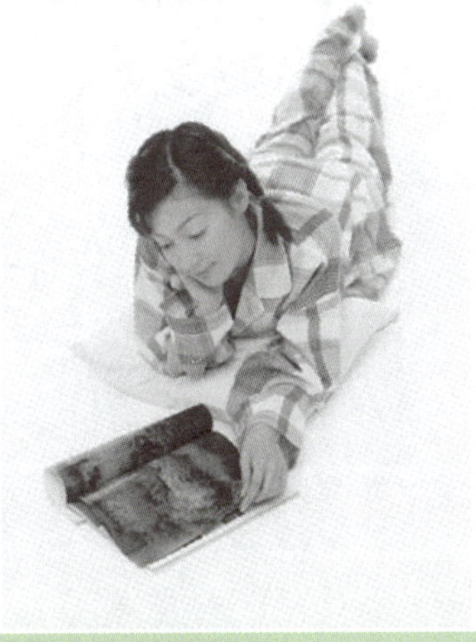

part 4

配合“精、气、神”

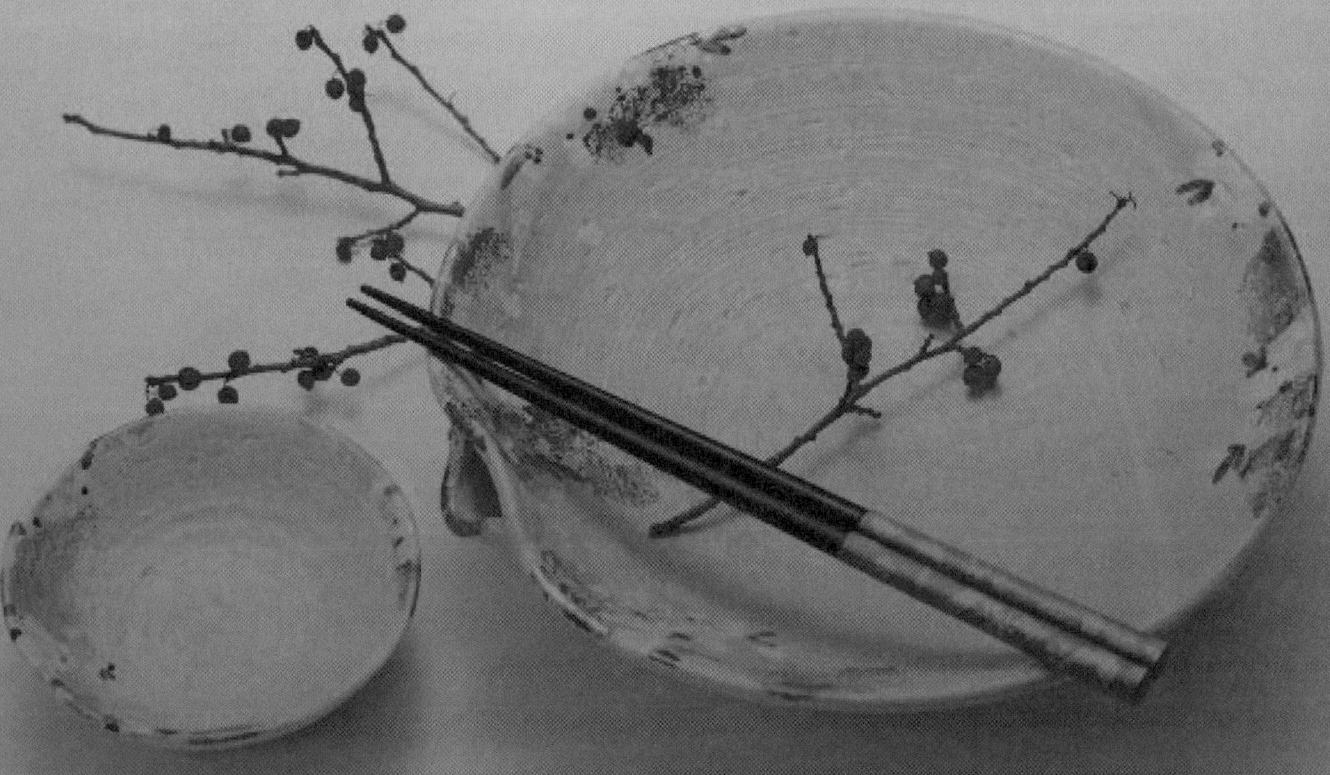

的饮食疗法

饮食对人体可以补充营养，是人体“精、气、神”的营养基础，有了这些基础，就能预防疾病的发生。而食物与中药材的配合，则有延年益寿、抗衰防老、防病治病的作用，更可作为治病过程中的辅助方法。

但服用药膳必须考虑药膳的性质与人体是否配合，例如得了寒性疾病的人，却吃了寒凉性的药膳来强身治病，不但没有任何效果，还有副作用。因此寒性病症或寒性体质的人，可以服用温热性药膳；而热性病症或热性体质的人，可以服用寒凉性药膳。

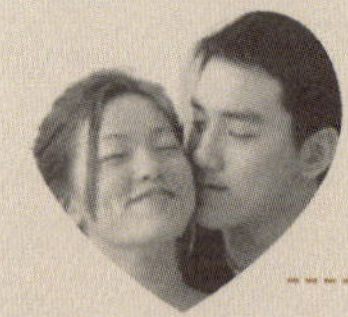

食物的属性与功能

食物的属性有寒、热、温、凉，一般把微寒归凉，大温归于热，性温和的称为平性，即温热、平性、寒凉三类。

一、温热的食物

（1） 肉类：狗肉、牛肉、鸡肉、羊肉、雀肉、虾肉等。

（2） 菜类：黄豆、蚕豆、刀豆、淡菜、葱、蒜、椒、韭菜、芥菜、油菜、香菜、胡椒等。

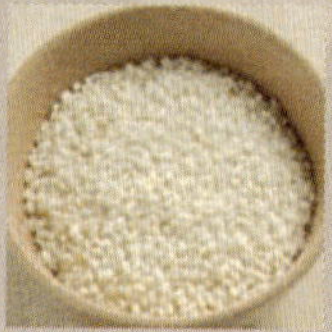

▲ 米

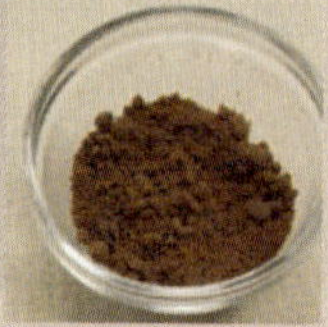

▲ 胡椒

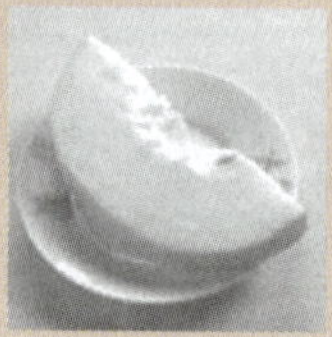

▲ 冬瓜

二、寒凉的食物

（1） 肉类：猪肉、鳖肉、鸭肉、兔肉等。

（2） 水果类：梨、西瓜、柑、橙、柚等。

（3） 菜类：菠菜、白菜、豆芽菜、芹菜、黄瓜、苦瓜、茄子、冬瓜、紫菜等。

（4） 其他：大麦、小麦、绿豆、小米、白砂糖、牛乳、蜂蜜等。

三、平性的食物

（1） 肉类：鲤鱼肉、墨鱼肉。

（2） 菜类：赤小豆、黑豆、红豆、四季豆、丝瓜、木耳、百合、莲子、大枣、花菜、土豆、黄花等。

（3） 其他：鸭蛋、山药、杏仁、葡萄、桃子、无花果等。

◆食物五味的特点

（1） 辛味：具有发散、行气、和血的作用，但多食则气散。

（2） 甘味：具有和缓、补养的作用，故能养阴和中，但多食则壅塞、滞气。

（3） 酸味：具有收敛固涩作用，但多食则痉挛。

（4） 苦味：具有燥和泻的作用，但多食则滑泻。

（5） 咸味：具有软坚润下的作用，故能散结。但多食则会使血凝。

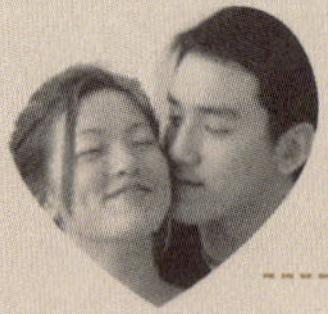

食物的作用

1. 动物类食物

动物阴茎、睾丸，具有补肾壮阳、填精的功效；动物肾脏具有补肾益气的作用；鹿茸补肾阳、益精气；胎盘补气养血、助肾益精。

各种蛋类和鱼卵是机体消化吸收后制造卵子、精子的上等原料，属高蛋白，应多食。鸡蛋偏热，鸭蛋偏凉，可交替使用，蛋类每天1或2个。鳗鱼和鳗精可提高生育能力，不孕者服之，有助于孕育。

2. 植物类食物

具有某些补益功能，可根据需要取用，如韭菜、核桃具有温肾补精的功能；龙眼肉、荔枝肉可益气补血；莲子、芡实、核桃等有固肾涩精的作用。

◆益肾壮阳的食物

壮阳是指壮肾阳，具体地说，是兴奋、强壮性功能，为补法中的一种。

1. 肉食类

羊肉、羊骨、羊骨髓、羊肾、猪肉、猪肾、牛髓、牛肾、牛鞭、鸽、雪虾蟆、蛤蚧、狗鞭、鹿茸、鹿角、鹿角胶、鹿鞭。

2. 水产类

鳗鱼、鲈鱼、黑鲢、鲤鱼、黄鳝、乌贼鱼、河虾、虾子、鳖肉、干贝、蛤蜊、牡蛎、淡菜、鲍鱼、海参、海马。

3. 果品类

枸杞子、五味子、覆盆子、金樱子、樱桃、桑葚、白果、核桃仁、栗子、莲子、莲须、黑豆。

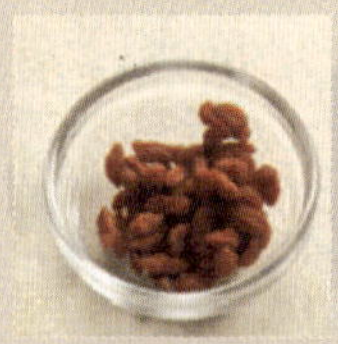
▲ 枸杞子

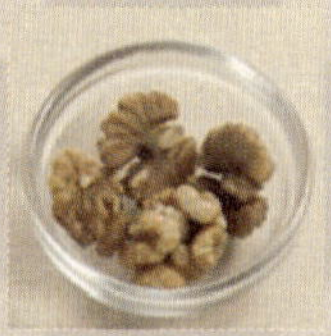
▲ 核桃仁

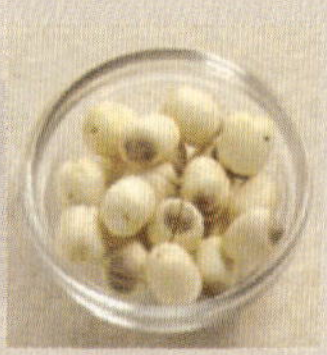
▲ 莲子

4. 蔬菜类

韭菜、五加皮、百合、芋头、山药、甘薯、黄精根、肉苁蓉、黑芝麻、肉桂、花椒、丁香、茴香、蒜、芫荽。

5. 菌类

白木耳、茯苓、黑木耳、冬虫夏草。

6. 其他

人乳、羊乳、胎盘、燕窝、蛤士蟆油、花粉、蜂王乳。

◆缺乏营养素时的影响

当营养、维生素、微量元素等缺乏时会对生殖系统有直接的影响。

1. 维生素A缺乏

维生素A对精子的生成、胚胎发育、生长、骨骼组成很重要，缺乏时会使精子生成障碍，活动力减弱。

2. 维生素B缺乏

缺乏维生素B，会引起LH（黄体形成素，能促使女性排卵，帮助黄体形成而产生荷尔蒙）和FSH（滤泡促进激素，是脑下垂体分泌的一种荷尔蒙，可以刺激卵巢和滤泡的成熟，对男性则有促进输精管生长和精子形成的功能）内分泌障碍；维生素B_2缺乏，会使生殖能力下降。

3. 维生素C缺乏

维生素C缺乏，会使精子活动力下降，受精能力下降，导致不孕。

4. 维生素E缺乏

维生素E缺乏，可使精子的生成、活动及受精受到影响，并可导致睾丸伤害及卵巢功能紊乱。

5. 锌缺乏

锌缺乏会引起卵泡生长、成熟及排卵障碍，因而导致不排卵。

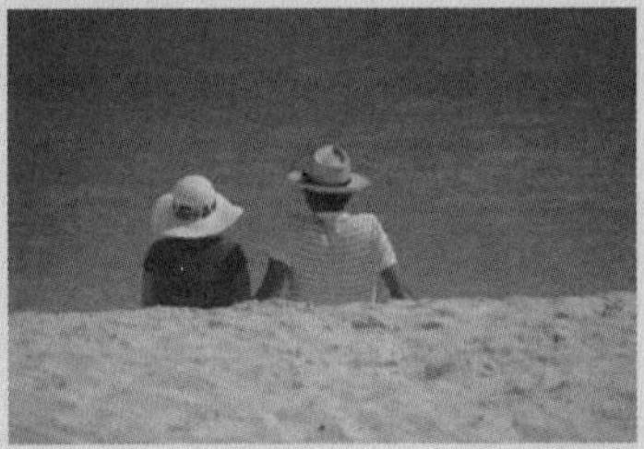

part 4

配合“精、气、神”的饮食疗法

· 补品 ·

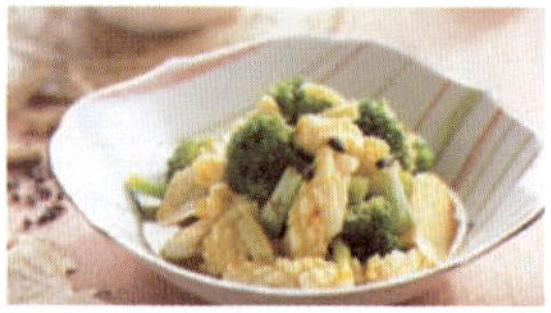

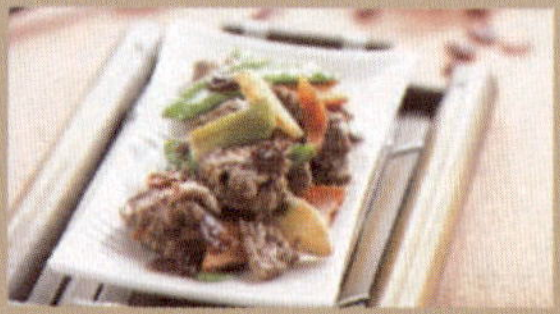

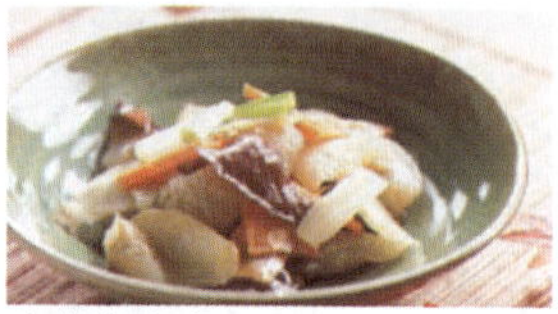

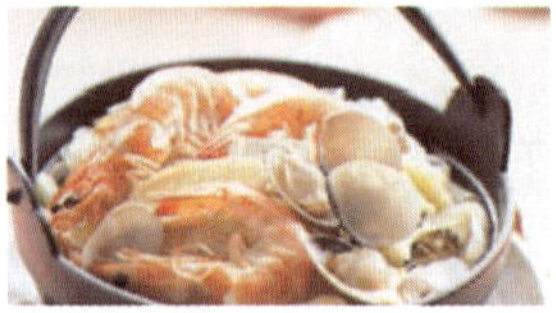

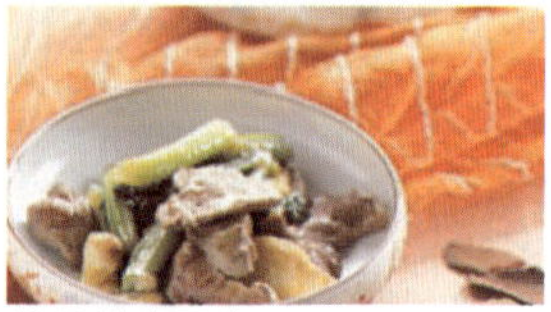

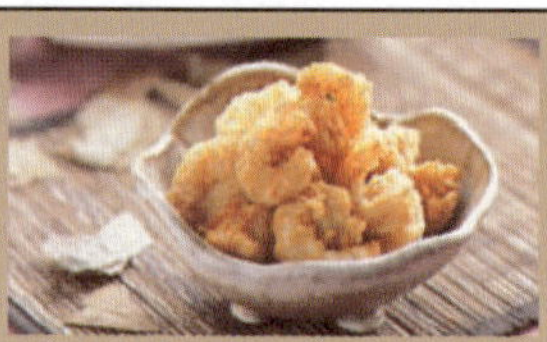

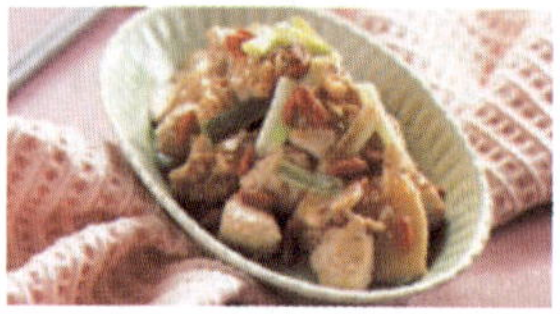

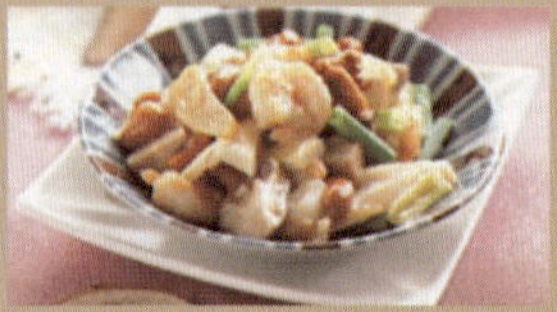

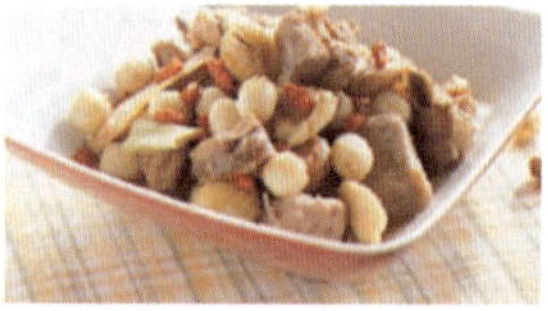

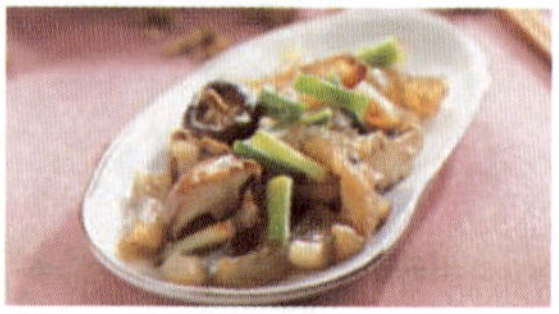

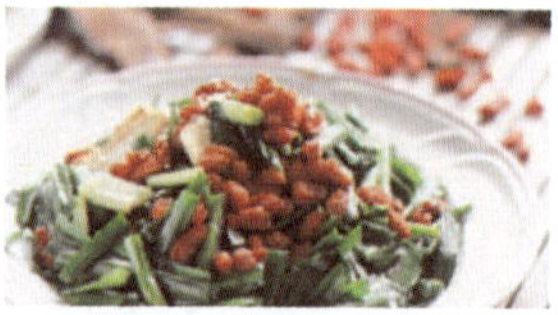

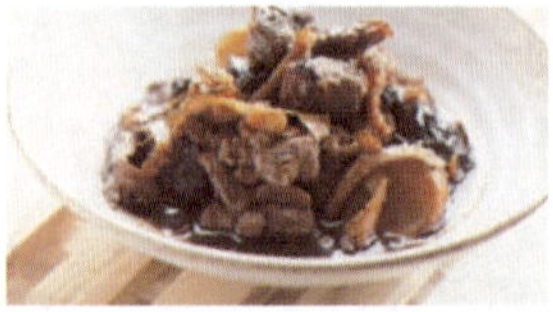

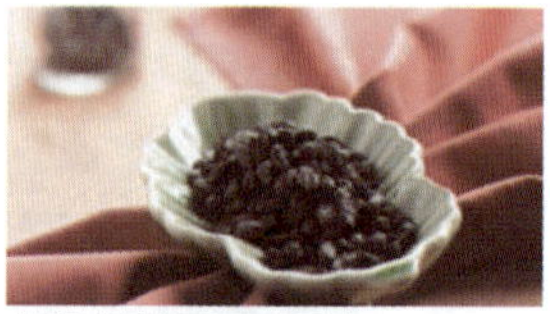

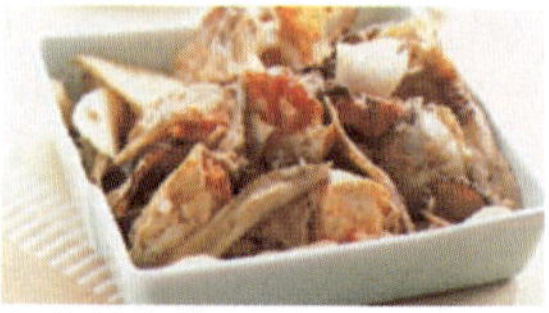

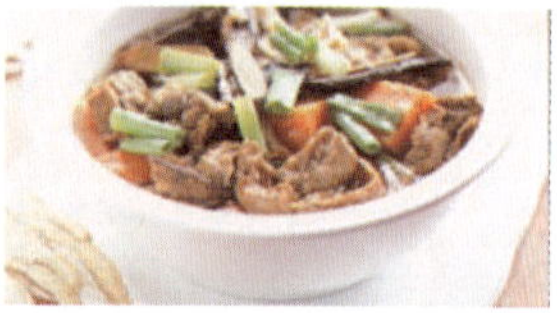

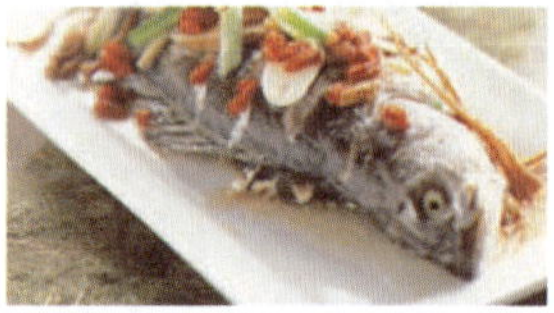

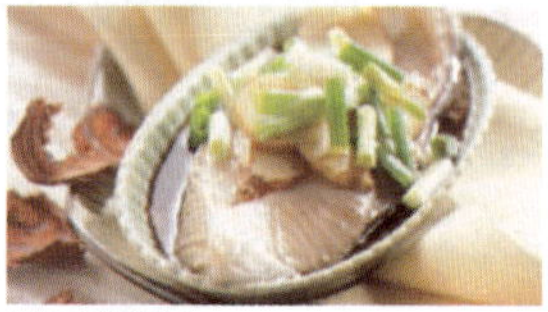

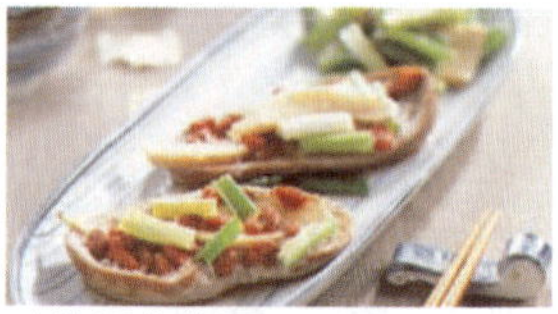

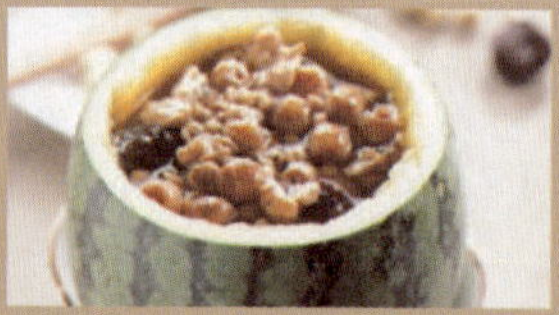

part 4

配合"精、气、神"的饮食疗法

·粥品·

part 4

配合"精、气、神"的饮食疗法

·茶饮·

part 4

配合"精、气、神"的饮食疗法

·汤品·

红花炒花枝

2人份

〔材料〕

红花	3克	花枝	300克
女贞子	3克	酒	10克
党参	9克	葱	2根
当归	6克	姜	3片
花椰菜	150克	盐	适量

〔做法〕

① 红花、女贞子、党参、当归洗净，放入蒸碗内，加水300毫升，蒸约30分钟。

② 花枝洗净，切成小块状，葱切段，花椰菜切小块。

③ 锅内放油少许，六成热时，下入葱、姜爆香，随即下入花枝、花椰菜、药汁，翻炒至熟，加入酒及盐少许即成。

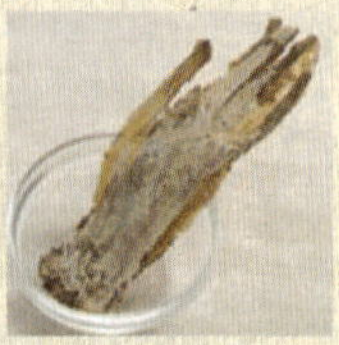

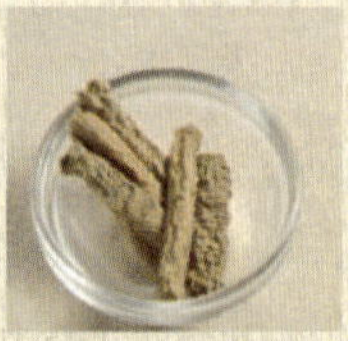

功效

党参、当归补气血，女贞子补肾，红花促进血液循环，红花炒花枝可活血化瘀，补益气血，女性可多多食用。

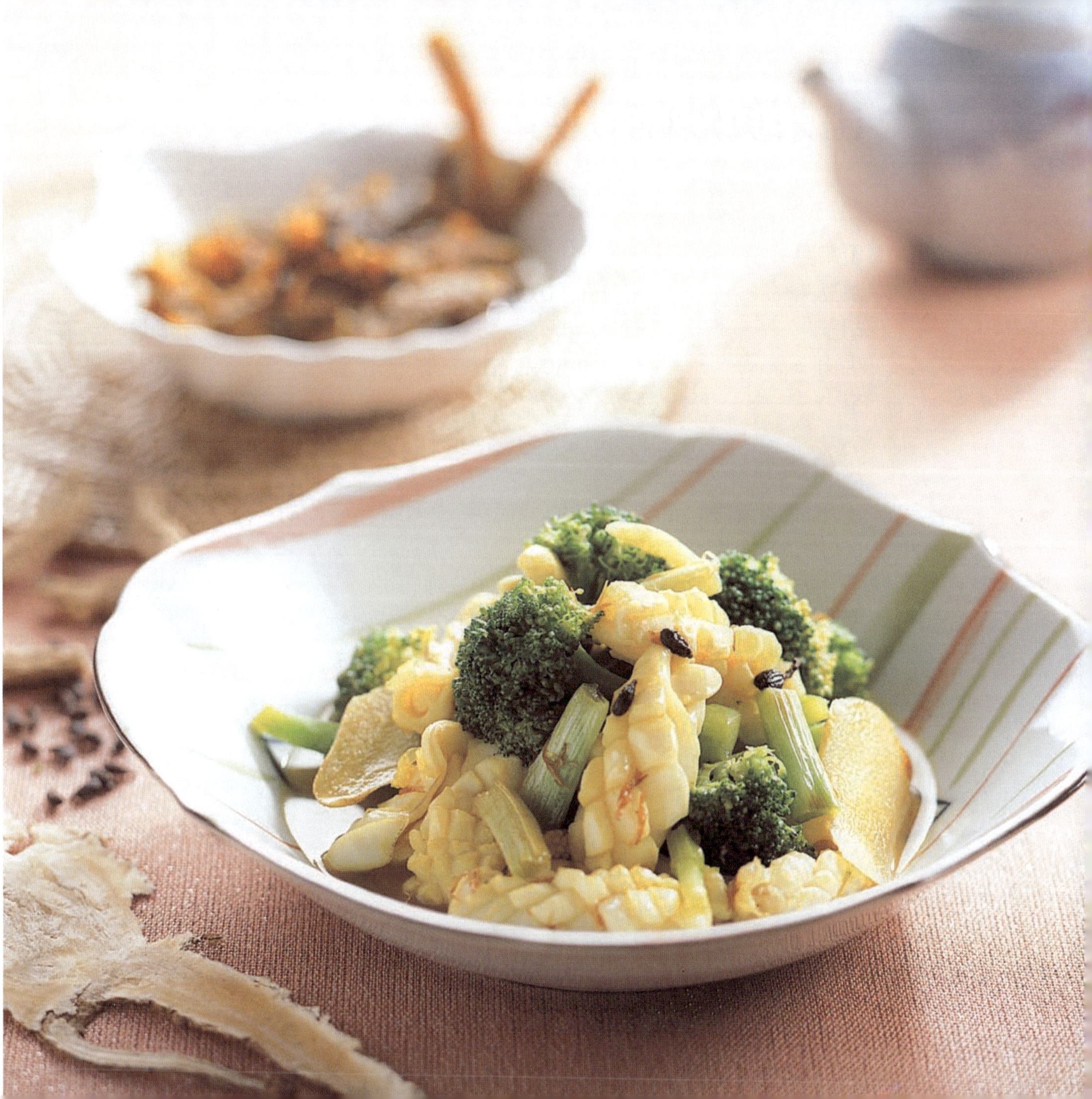

山茱萸炒豌豆荚

2人份

〔材料〕

山茱萸	12克	姜	3片
豌豆荚	300克	葱	3根
胡萝卜	50克	酱油、盐	适量
牛肉	150克	味精、淀粉	适量
蛋白	1个		

〔做法〕

① 山茱萸洗净，牛肉切薄片，豌豆荚去两端及筋，胡萝卜去皮切薄片，姜切片，葱切段。

② 牛肉片加入蛋白、淀粉、酱油腌20分钟。

③ 将3大匙油入锅，烧至六成热时，下姜、葱爆香，放下牛肉、山茱萸、豌豆荚、胡萝卜、盐、味精、酱油炒熟即成。

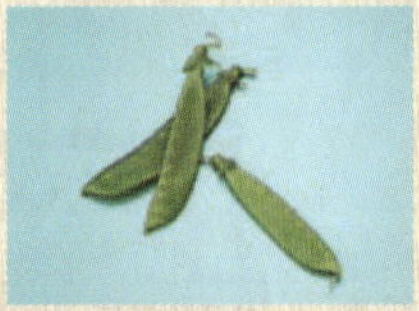
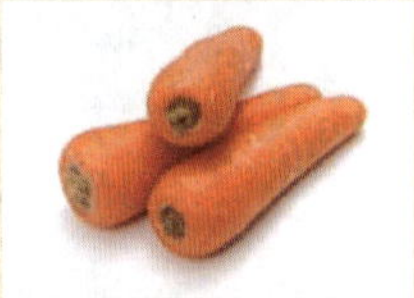
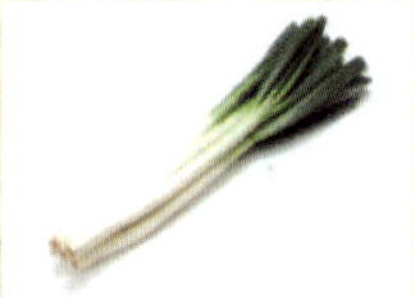

功效

山茱萸补益肝肾，敛汗涩精，适用于耳鸣、眩晕、自汗盗汗、小便频数、遗精、月经过多、腰膝酸软等症。

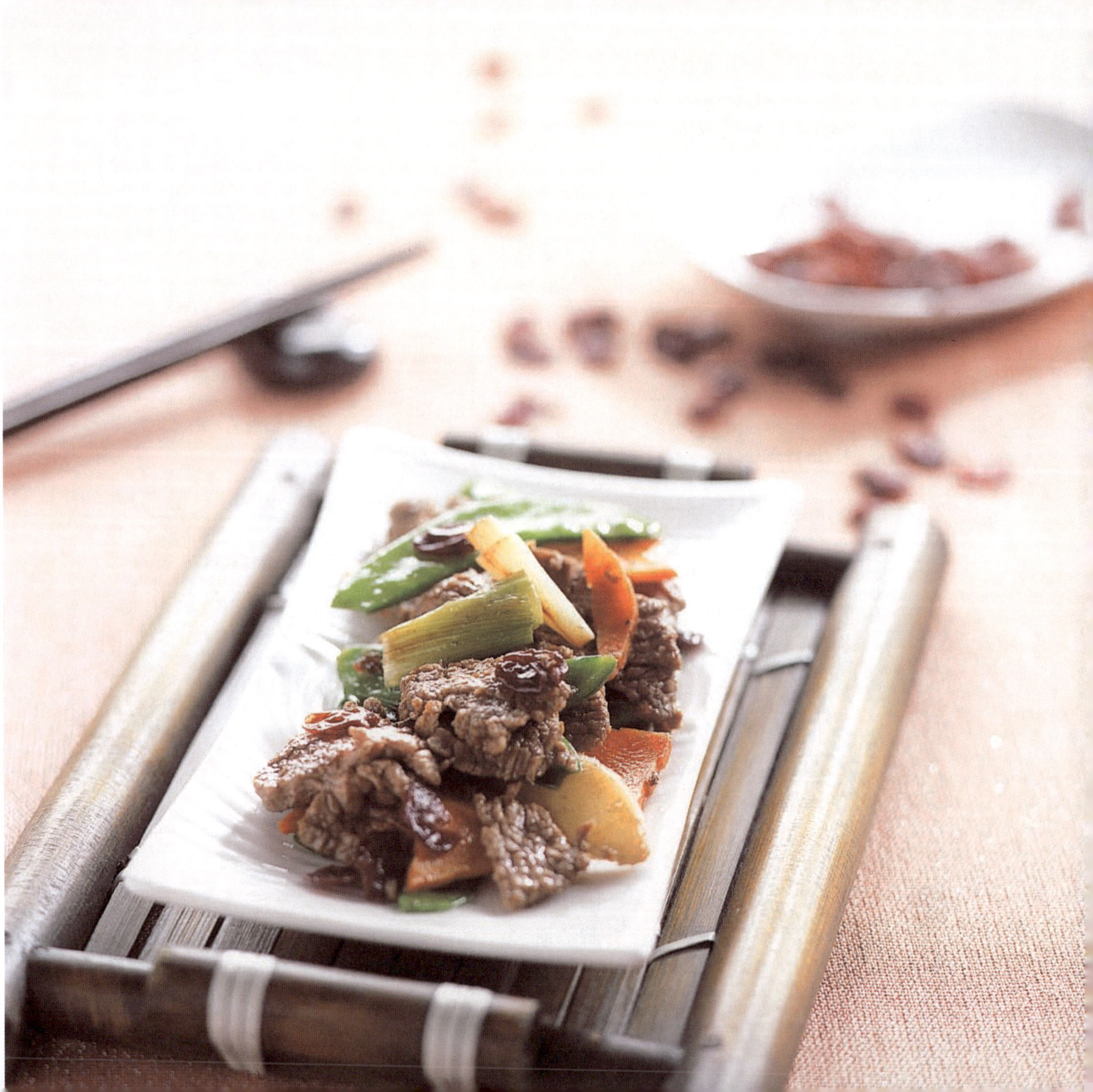

鹿茸烧海参

2人份

〔材料〕

鹿茸	6克	胡萝卜	30克
人参	6克	料酒	15克
海参	300克	姜	6片
黑木耳	50克	葱	5根
西芹	150克	酱油、盐	适量

〔做法〕

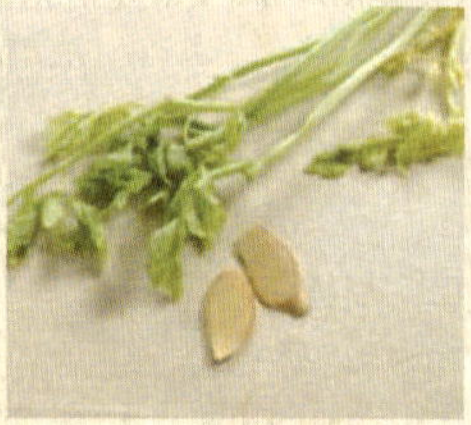

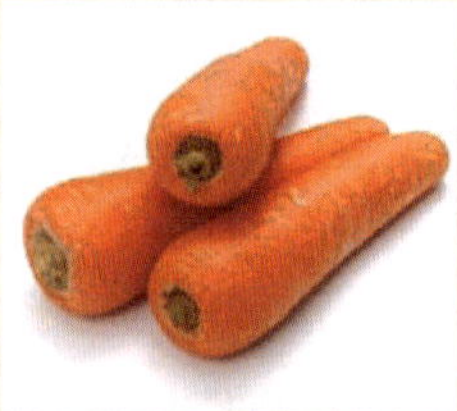

① 鹿茸、人参研成细粉；海参去内脏，用清水洗净，切成菱形花刀；姜切片、葱切段；黑木耳发透，撕成瓣状；西芹菜切段，约4厘米长；胡萝卜切滚刀块。

② 海参加葱2根、姜2片、酒1大匙、水5杯，烧煮10分钟，倒去汤汁，捞出海参备用。

③ 将3大匙油入锅，烧至六成热时，放入姜、葱炒香，加入水1500克，同时放入海参、鹿茸粉、人参粉、西芹、黑木耳、胡萝卜、料酒、酱油、盐，烧30分钟即可。

功效 鹿茸壮肾阳，补气血，益精随；适用于身体虚弱、消瘦乏力、阳痿、遗精、小便频数等症。人参大补元气，补脾益肺，宁神益智，生津止渴。

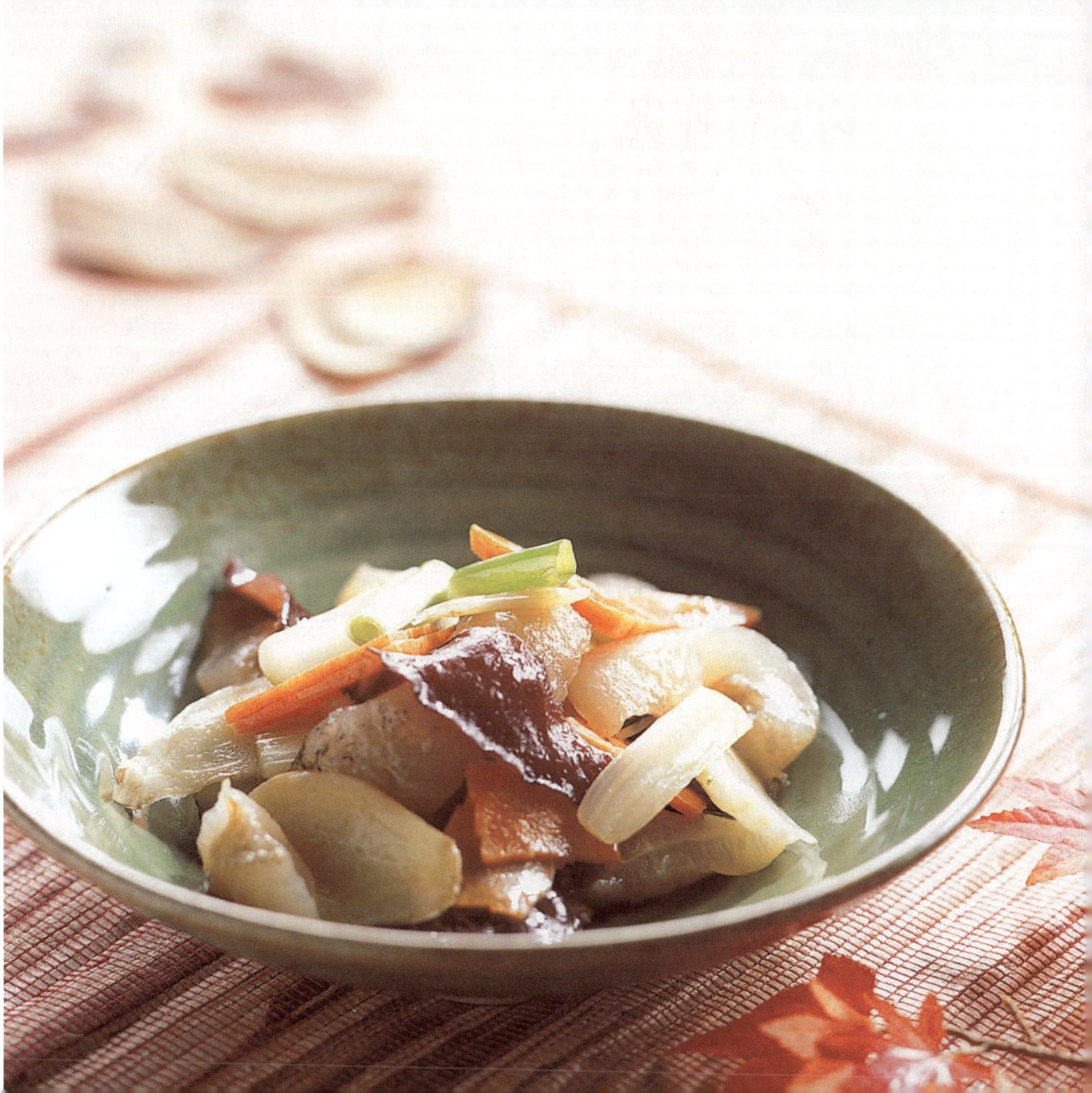

肉苁蓉虾煲

2人份

〔材料〕

肉苁蓉	9克	高汤	600克
明虾	300克	料酒	10克
大白菜、蛤蜊	各150克	姜	3片
豆腐	1块	葱	3根
冬粉	2把	盐、酱油	适量

〔做法〕

① 虾洗净，剪去须足，洗净肠泥，肉苁蓉洗净，豆腐洗净切厚块，冬粉洗净，大白菜切好备用。

② 炸油烧热，中火将虾炸1分钟捞起。

③ 煲锅放在炉上，加入高汤，放入大白菜、肉苁蓉、冬粉、蛤蜊、豆腐、明虾、料酒、酱油、姜、葱、盐，用大火烧开，小火煨煲至熟即成。

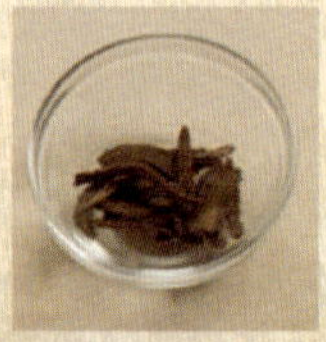

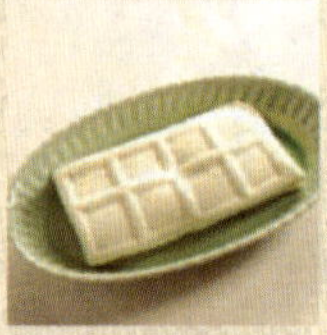

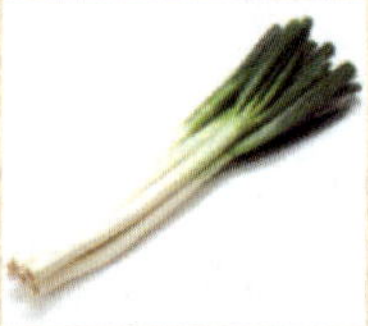

功效

肉苁蓉补肾益精，强筋健骨，润燥滑肠。适用于男性阳痿、妇女不孕、腰膝酸痛、便秘等症。

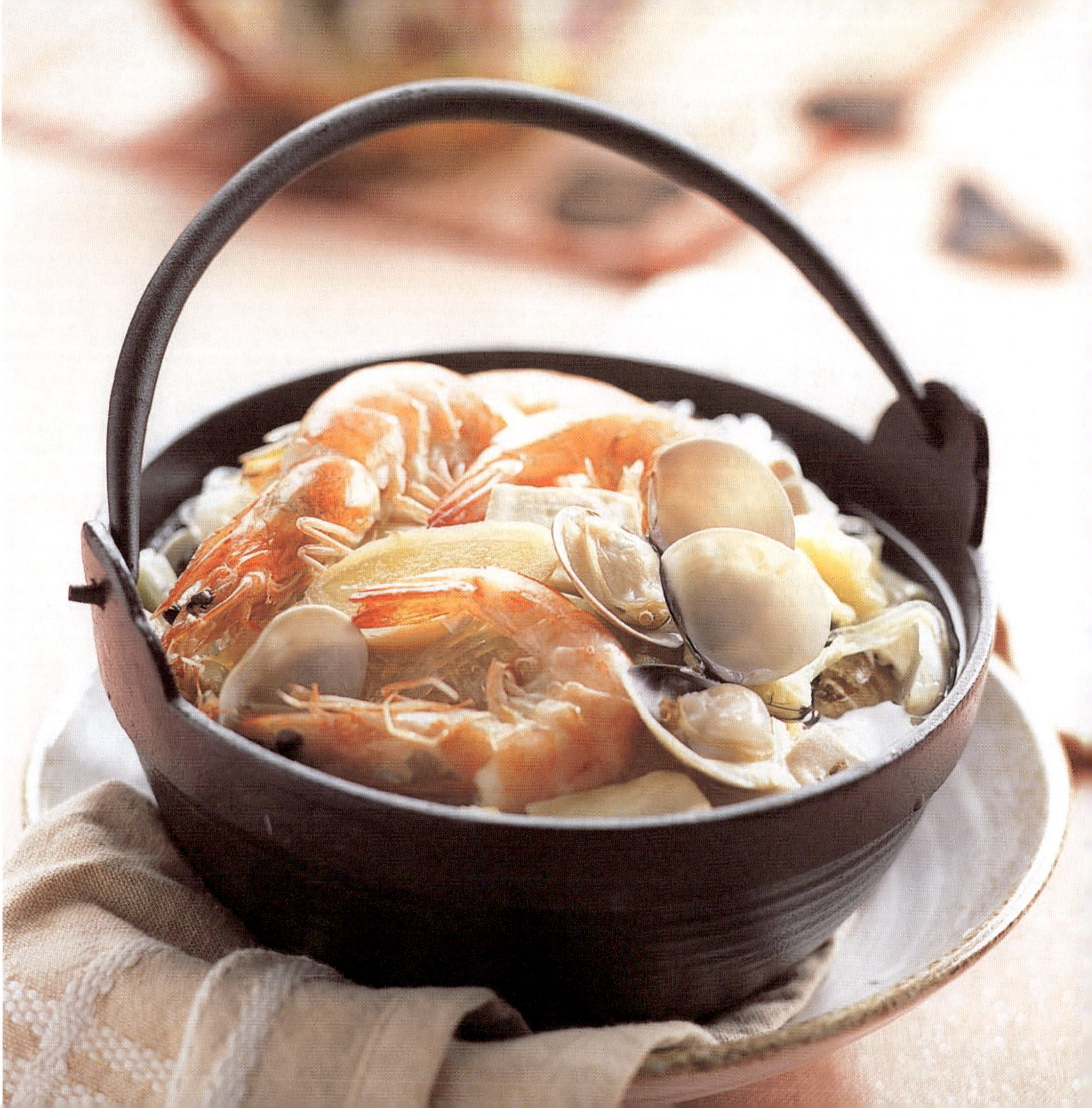

菟丝首乌肝片

2人份

〔材料〕

猪肝	300克
何首乌、菟丝子	15克
龙眼肉	15克
黑木耳	25克
菠菜	150克
料酒	10克
葱	3根
姜	3片
蒜头	3粒
高汤	250克
淀粉	50克
酱油、醋、盐	适量

〔做法〕

① 何首乌、菟丝子、龙眼肉煎成汁液，熬至浓汁备用。

② 猪肝剔去筋，洗净后，切成片；葱、姜、蒜洗净后，葱切成丝、姜、蒜切片；菠菜洗净，切段。

③ 将猪肝片加少许药液、盐、淀粉，搅拌均匀，另取小碗放酱油、料酒、盐、醋和剩余的淀粉、高汤调成芡汁。

④ 炸油烧至油七八成热时，放猪肝片快速划透、捞出，锅内留余油少许，下蒜片、姜片略炒后，再放肝片、菠菜下锅翻炒，然后将芡汁、浓缩药液倒入炒勺，淋上香油少许，下葱丝，起锅即成。

功效 菟丝子补肾益精，养肝明目，安胎；何首乌补肝肾，益精血，乌头发。菟丝首乌肝片适用于贫血、阳痿、遗精、腰膝酸软、尿频、流产等症。

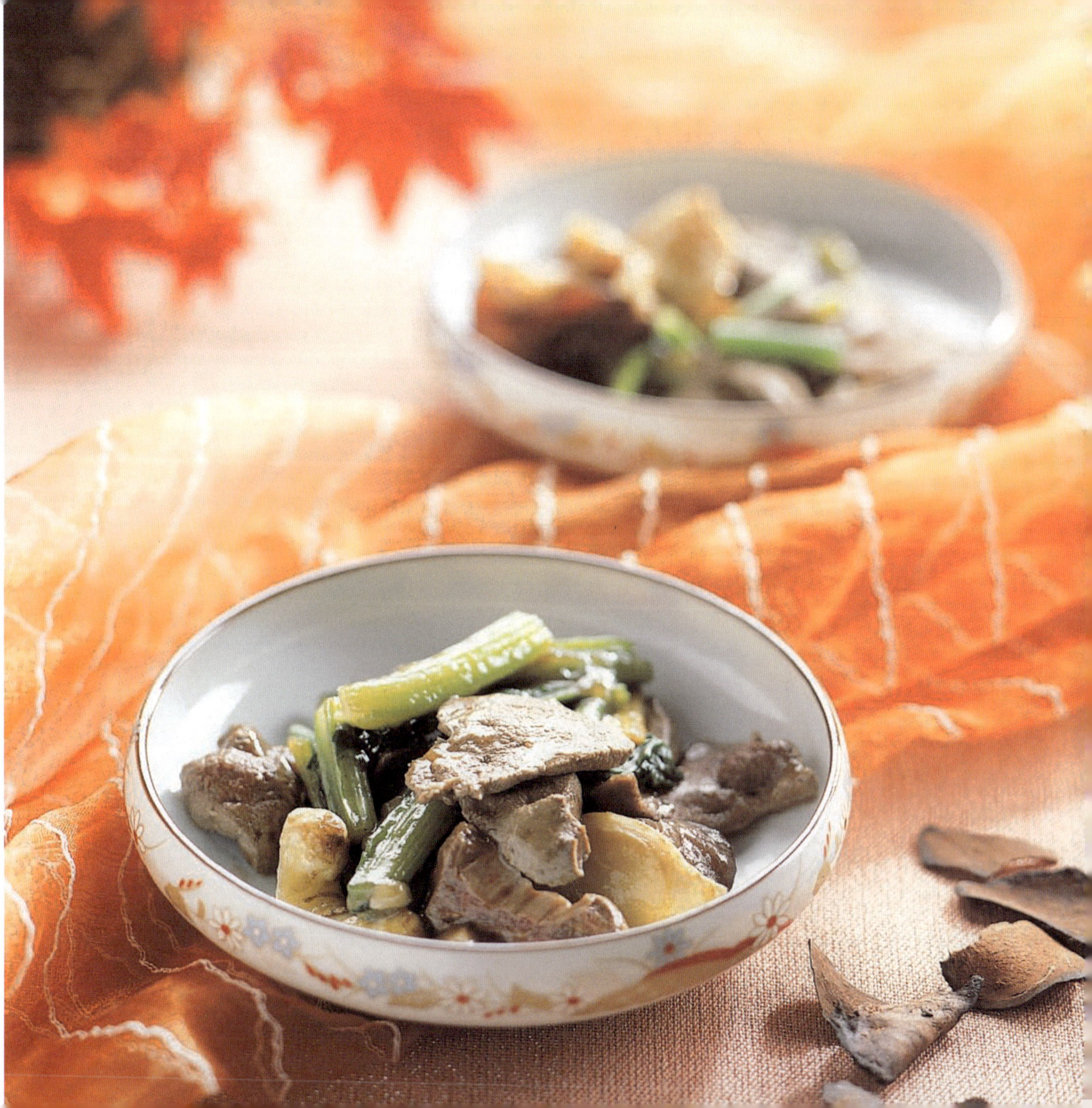

巴干炸虾仁

2人份

〔材料〕

巴干天	9克	姜酒	3克
淫羊藿	9克	面粉	适量
虾仁	300克	胡椒粉	适量
蛋黄	2个	盐	适量

〔做法〕

① 巴干天、淫羊藿加水煎，煎成浓汁约50克。
② 虾仁放大碗，加入药液、姜酒、盐、胡椒腌20分钟。
③ 取出虾仁，先沾蛋黄液，再沾面粉备用。
④ 烧开炸油，将虾仁炸熟，即成。

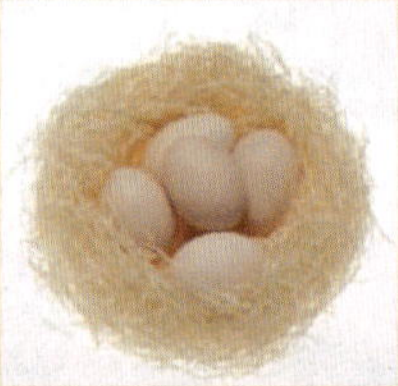

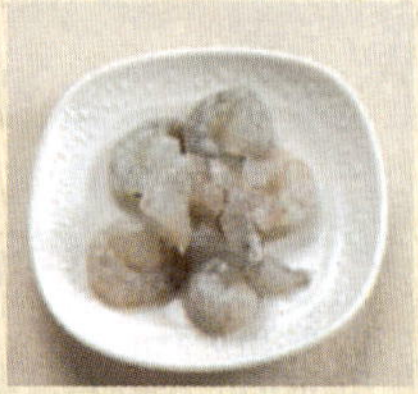

功效

巴干天、淫羊藿补肾壮阳，强筋骨，对于肾虚阳痿、早泄、性欲减退，以及骨质疏松症都有一定疗效。

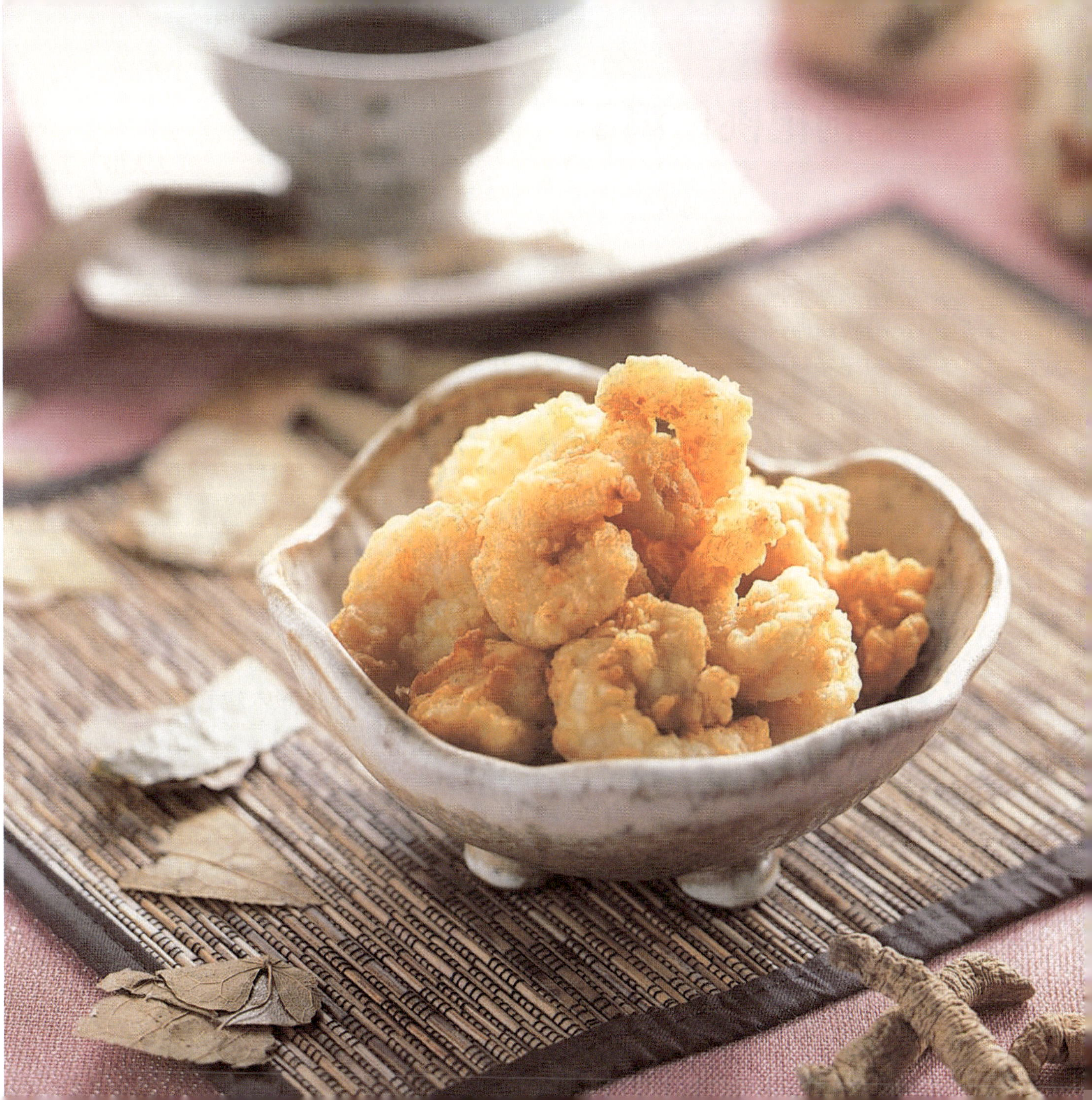

枸杞桃仁鸡丁

2人份

〔材料〕

枸杞子	30克
核桃仁	30克
鸡肉	300克
蛋白	1个
食盐、味精	适量
糖、胡椒粉	适量
鸡汤	150克
芝麻油、料酒	各20克
淀粉	50克
姜	3片
葱	2根
蒜	3粒

〔做法〕

① 鸡肉拍松，切粗丁；枸杞子洗净，核桃仁用开水泡后去皮；葱、姜、蒜洗净，姜、蒜切片，葱切段。

② 鸡丁调盐、料酒、蛋白腌20分钟，加淀粉调匀备用。另用盐、味精、糖、胡椒粉、鸡汤、芝麻油、淀粉调成汁备用。

③ 炸油烧热，将去皮的核桃仁用温油炸透，取出，再投入鸡丁，快速滑透，见颜色转白即可，倒入漏勺内，沥去油。

④ 锅留油2大匙，将葱、姜、蒜炒香，再投入鸡丁，接着倒入备用的调汁，随即放入核桃仁、枸杞子，炒匀即成。

功效　枸杞子补肾强腰、明目益颜，并有保肝、降低血糖、胆固醇的作用。

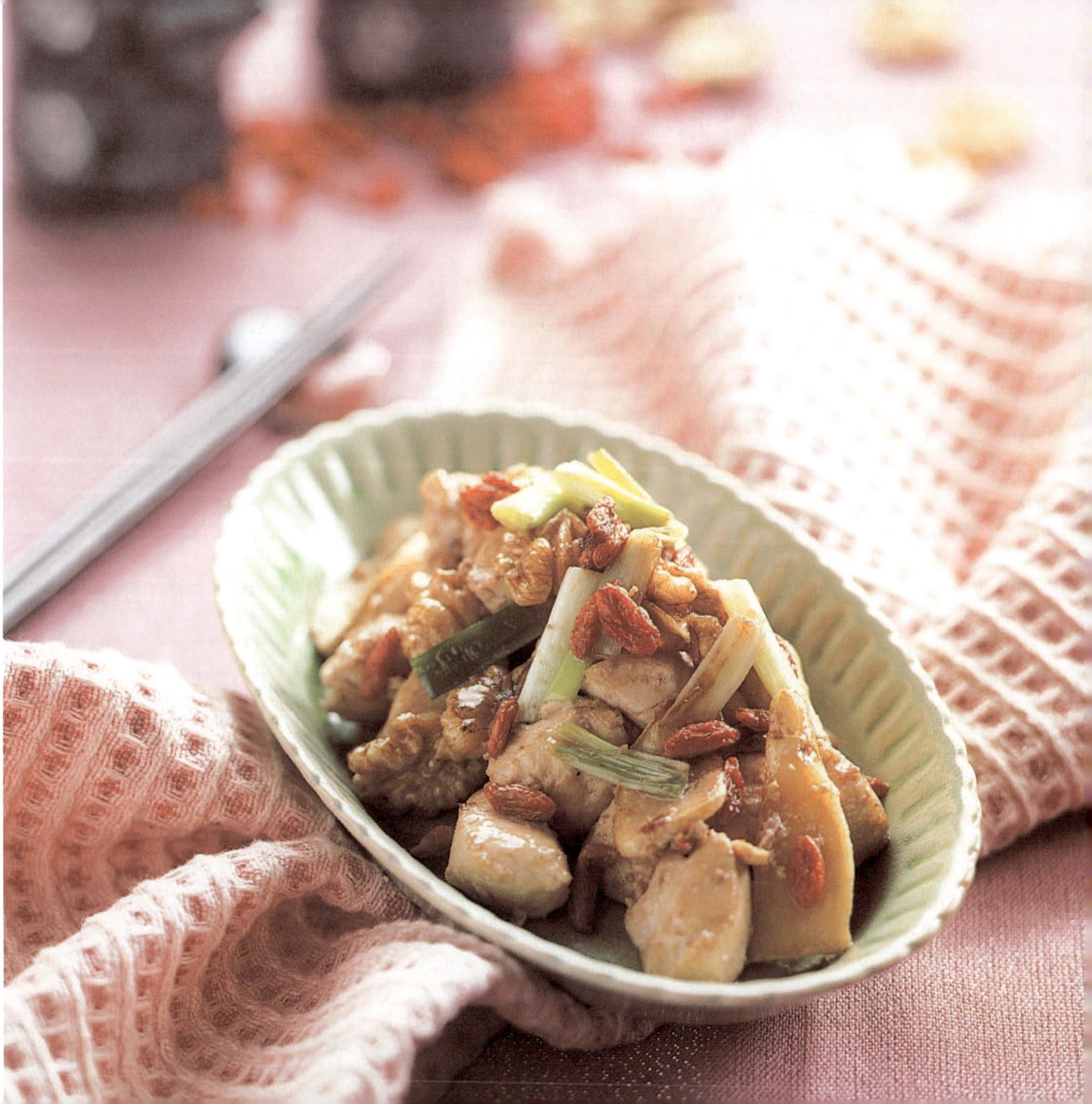

鹿茸烧虾仁

2人份

〔材料〕

鹿茸粉	3克
腰果、冬笋	各90克
虾仁	180克
新鲜香菇	30克
蛋白	1个
料酒	5克
葱	3根
姜	5片
胡椒粉、盐	适量
味精	适量
淀粉	15克
高汤	75克

〔做法〕

① 将鹿茸烘干、研粉。

② 把虾仁洗净，拭干水分，调上盐、酒、蛋白、淀粉拌匀，腌泡20分钟。冬笋切成块状，香菇切片。

③ 水3杯烧开，倒入腰果、盐半匙，煮10分钟，捞起沥干。

④ 炸油略烧热，放入煮过的腰果，以小火炸8分钟，取出。再将炸油烧热，中火将虾仁泡约30秒捞起，留油1大匙，葱、姜炒香，倒入香菇炒香，加入冬笋、虾仁、鹿茸粉、腰果、料酒、盐、味精、高汤，用大火煨2分钟，用淀粉勾芡，淋上香油，盛入盘内即成。

功效　壮肾阳、补气血、益精髓、强筋骨，适用于肾虚阳痿、滑精、腰膝酸痛、虚寒白带、头晕耳鸣等症。

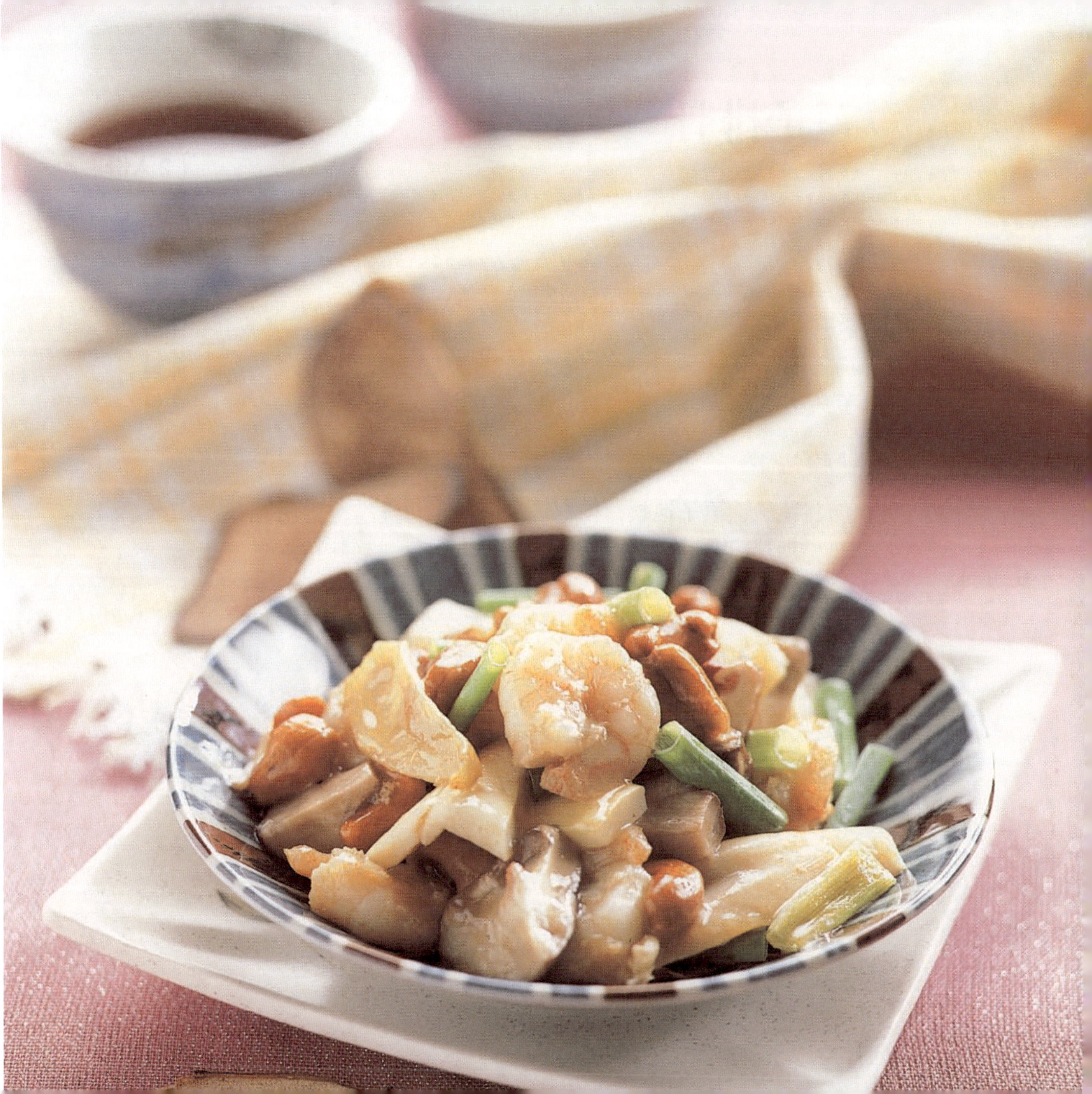

三子排骨

2人份

〔材料〕

猪排骨	300克	葱花、姜	适量
栗子肉	60克	醋、黄酒	适量
莲子	50克	酱油、盐	适量
枸杞子	30克	味精	适量
芋头	150克	胡椒粉	适量

〔做法〕

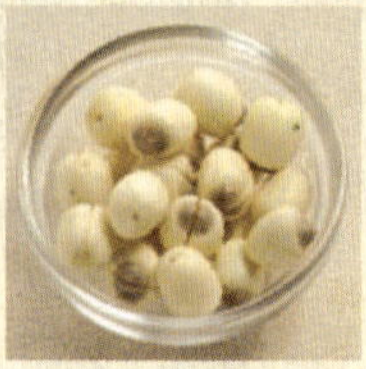

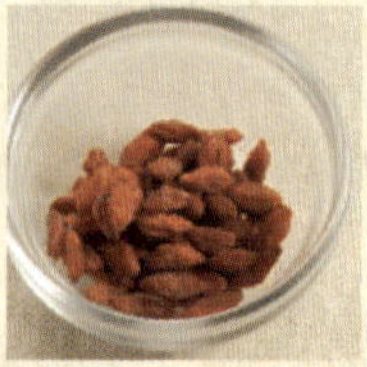

① 将莲子、栗子泡软，枸杞子洗净；芋头洗净、切块；小排骨切约1寸大小，洗净后调上黄酒、盐、味精、胡椒粉腌20分钟。

② 炸油烧开，将排骨放入热油中炸至金黄色，捞起沥油；芋头也炸成金黄色。

③ 锅内留底油，用葱、姜爆香，加入醋、酱油、胡椒粉、清水适量，煮沸后放入莲子、栗子肉、枸杞子、油炸排骨、芋头，煮至熟烂，加葱、味精、胡椒粉调味即可。

功效 栗子健胃、补肾、强筋骨；莲子补心脾，益肾涩精。三子排骨是适用于阳痿、早泄、夜尿多等症的辅助食疗。

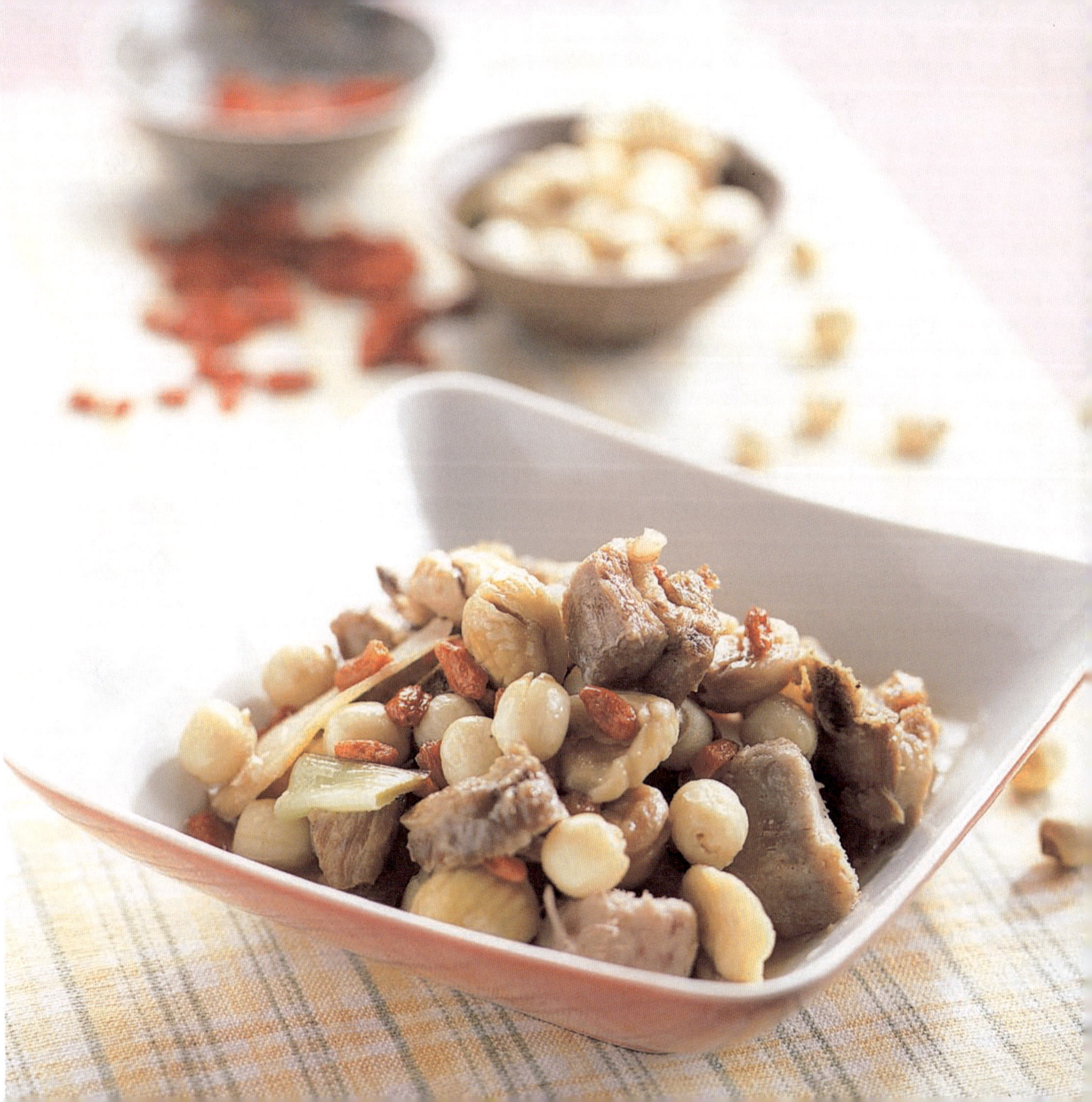

菟丝子烩海参

2人份

〔材料〕

菟丝子	15克	香菇	30克
桑葚	15克	葱	4根
杜仲	9克	姜	6片
鲜海参	300克	料酒、盐	适量

〔做法〕

① 将菟丝子、桑葚、杜仲放入纱布袋内，再将药袋放入锅内，加水500毫升，煎煮30分钟，浓缩药液至200毫升，除去药包不用。

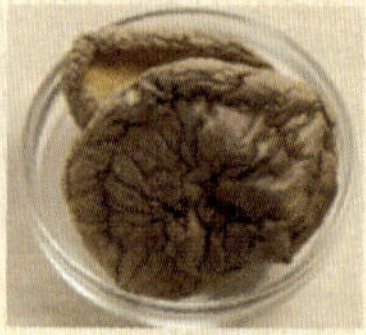

② 香菇泡软洗净，海参洗净肠泥，切粗条状。葱切段，姜切片。

③ 海参加葱2根、姜2片、酒1大匙、水5杯，烧煮10分钟，倒去汤汁，捞出海参备用。

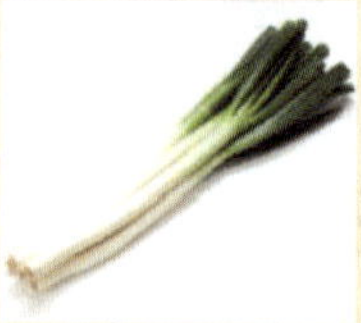

④ 将3大匙油入锅，烧至六成热时，将葱、姜、香菇炒香，加入海参、药汁、料酒、盐，用大火煮15分钟即成。

功效 菟丝子补肾益精，养肝明目，安胎；桑葚补肝益肾；海参补肾益精，养血润燥。菟丝子烩海参可滋补肝肾、补益气血。适用于阳痿遗精、小便频数、身体虚弱。

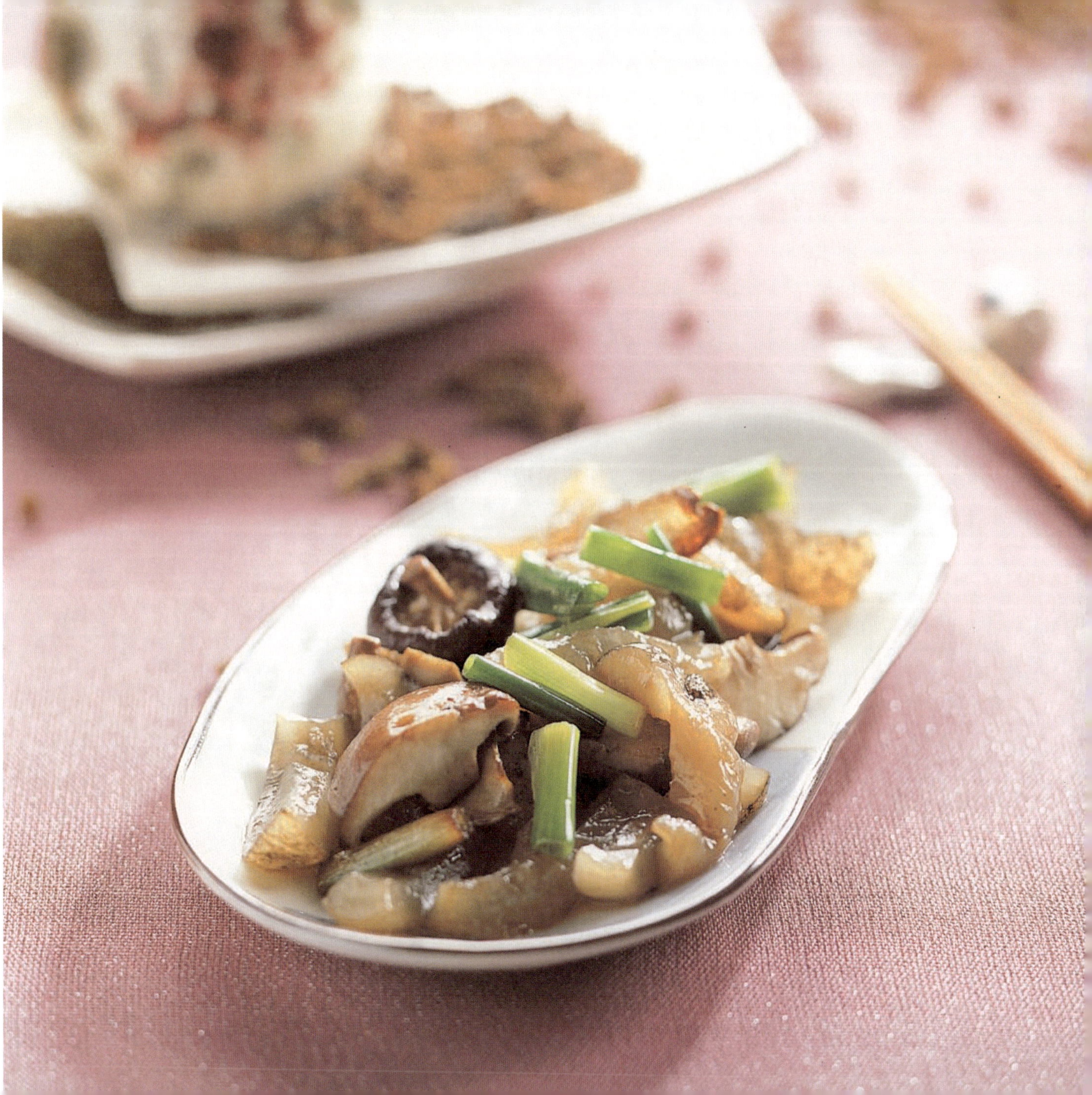

锁阳炒韭菜

2人份

〔材料〕

锁阳	15克
枸杞子	15克
韭菜	400克
姜	2片
葱	2根
盐	适量
味精	适量

〔做法〕

① 锁阳用清水泡一夜，加水煎成汁液，备用；韭菜洗净，切段；葱切段，姜切片；枸杞子洗净。

② 将3大匙油入锅，烧六成热时，下入葱、姜炒香，随即下入韭菜、锁阳药液、盐、味精、枸杞子炒熟即成。

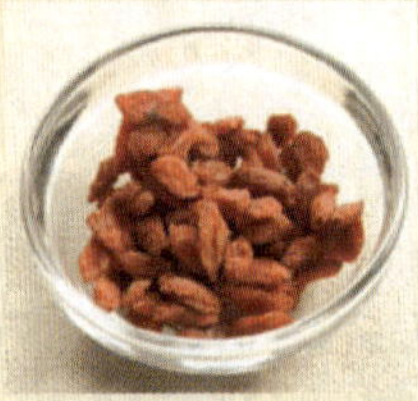

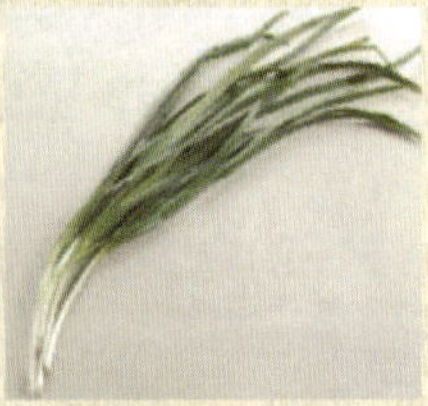

功效 锁阳补肾壮阳，润肠通便；韭菜温中壮阳，行气解毒。适用于阳痿、早泄、气血两虚等症。

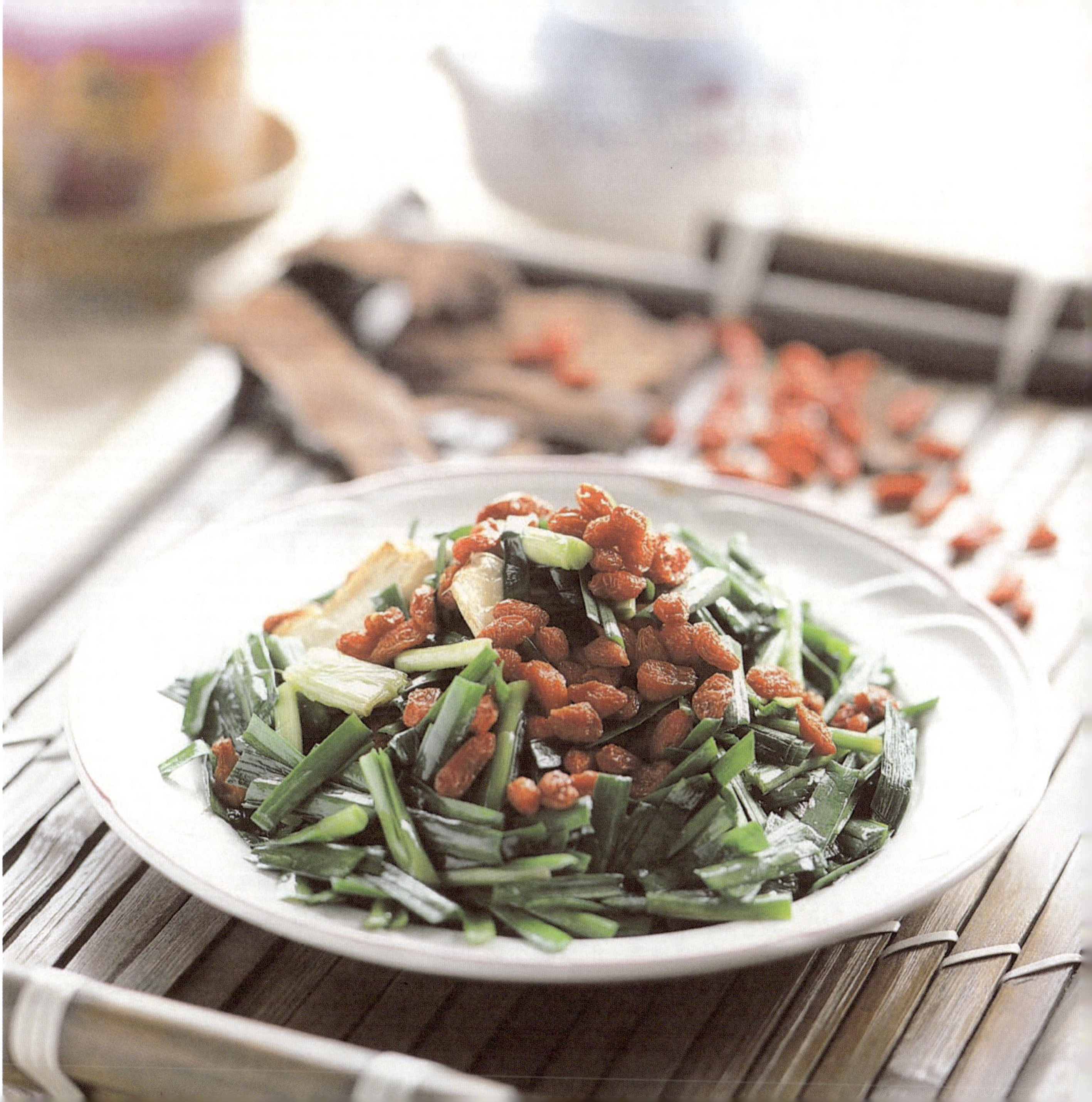

当归生地烧羊肉

2人份

〔材料〕

当归	15克	酱油	适量
生地黄	15克	盐	适量
羊肉	300克	糖	适量
姜	10克	黄酒	适量

〔做法〕

① 将羊肉洗净，切成块状约3厘米长、2厘米厚，先汆烫。

② 羊肉放入锅内，加当归、生地黄、干姜、酱油、盐、糖、黄酒、清水适量，用大火烧沸后，转用小火炖至羊肉熟透。

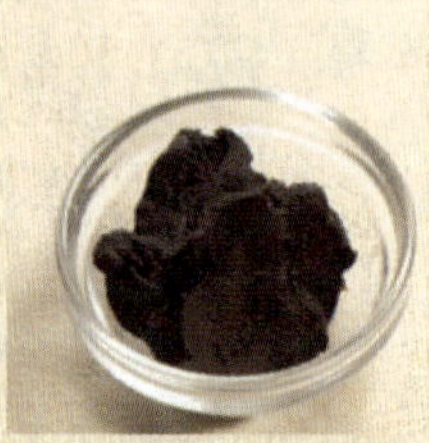

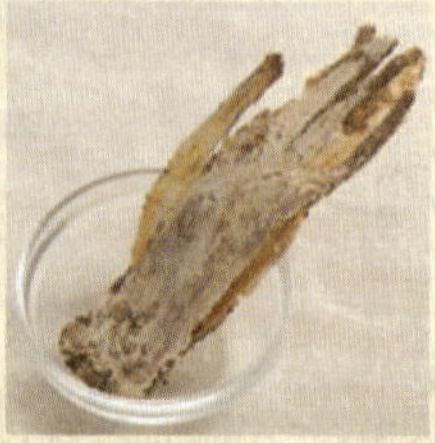

功效

当归、生地补血养血；羊肉益气补虚，温暖内脏。当归生地烧羊肉适用于不孕症气血虚弱、脾肾虚寒、月经量少、小腹冷痛、身体消瘦者。

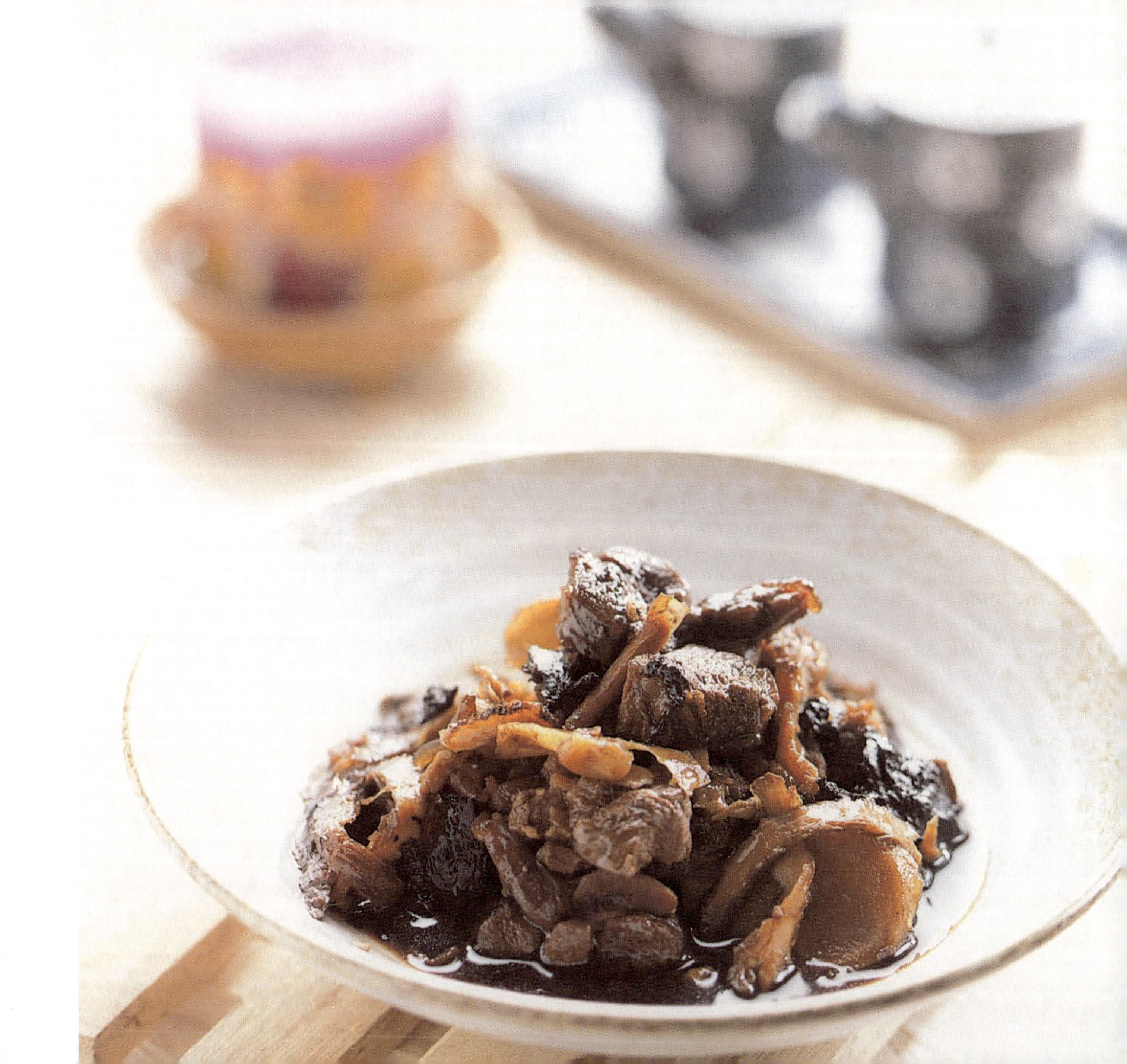

补肾壮骨黑豆（温）

2人份

〔材料〕

黑豆	900克
山茱萸、桑葚	各12克
当归、熟地黄	各15克
山药、锁阳	各9克
补骨脂、茯苓	各9克
旱莲草	各9克
菟丝子	各9克
五味子	各9克
枸杞子、黑芝麻	各10克
食盐	适量

〔做法〕

① 黑豆用温水泡30分钟备用。

② 将以上中药装入纱布袋内，扎紧，放入锅内，加水适量，煎煮，每30分钟，煎液1次，放入另一盆中，再加水煎煮，如此共煎液4次，合并煎液，放入锅内。

③ 黑豆倒入盛有药液的锅内，放入食盐少许，先以大火煮沸药液，再用小火煎熬，至药液干即停火。

④ 将黑豆曝晒至干，装瓷罐（或瓶）中贮藏备用。

⑤ 每天随量嚼食，将黑豆嚼烂吞下。

功效 山茱萸、熟地黄、补骨脂、菟丝子、旱莲草、枸杞子、山药、黑芝麻、锁阳等补益肝肾；五味子益气生津；当归补血；茯苓宁心安神；黑豆补肾益精、强筋壮骨。黑豆吸取了诸药之药性，既可补益肝肾，又能补血、宁心安神。适用于头昏目眩、身体消瘦、腰酸腿痛等症。

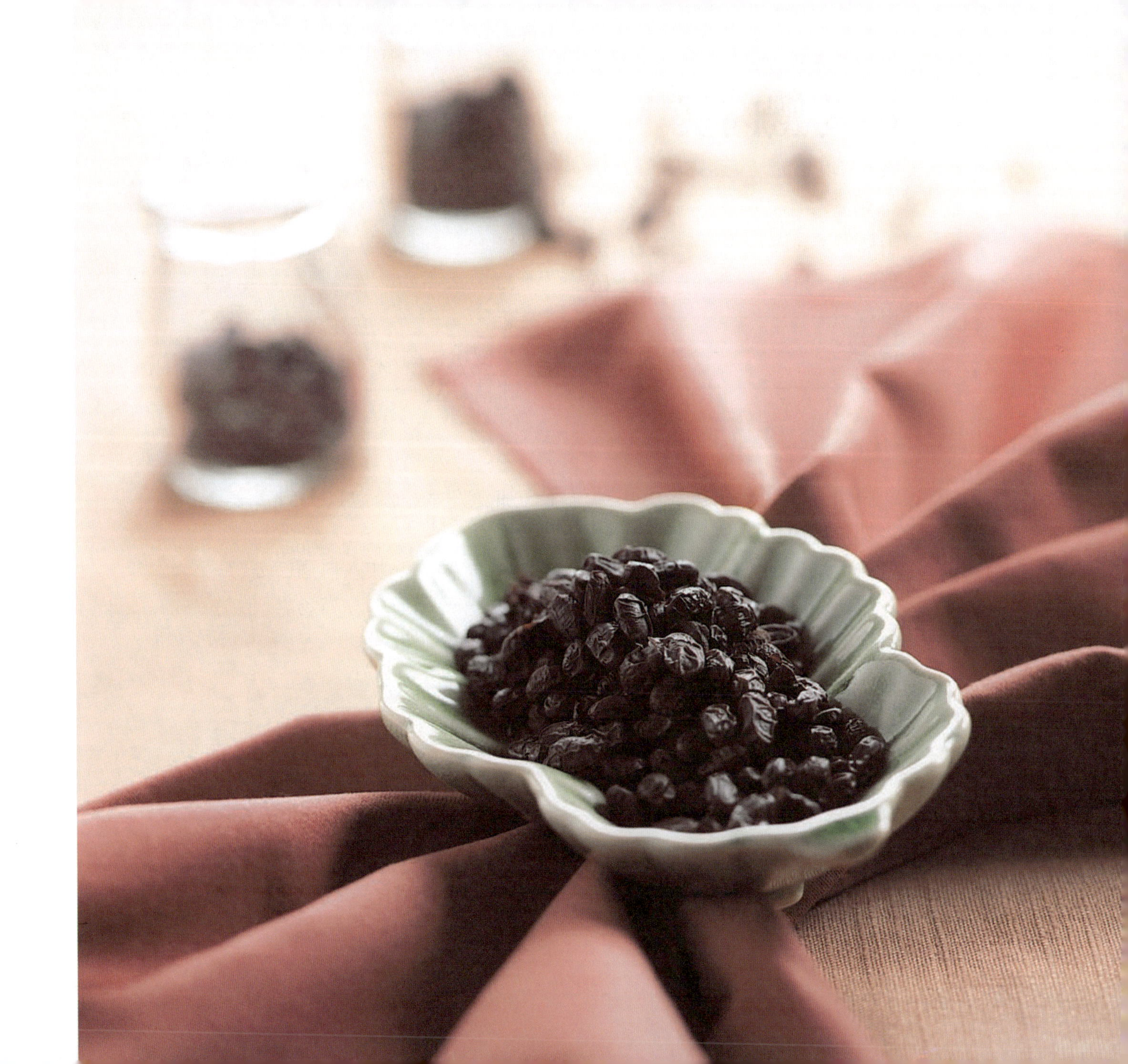

山药蟹肉煲

2人份

〔材料〕

山药	15克
当归	6克
川芎	6克
黄芪	9克
蟹	2只
料酒	10克
姜	6片
葱	3根
胡椒粉、高汤	适量
味精、盐	适量

〔做法〕

① 将山药、当归、黄芪、川芎洗净，加少许水，浸泡10分钟。姜切片，葱切段。

② 将蟹剖去盖，切成 4 块，然后将蟹放入煲锅内，加入料酒、姜、葱、盐、味精、当归、山药、黄芪、川芎连浸泡水、高汤。

③ 将煲锅置炉上，大火煮沸，小火煲熟，加入胡椒粉。

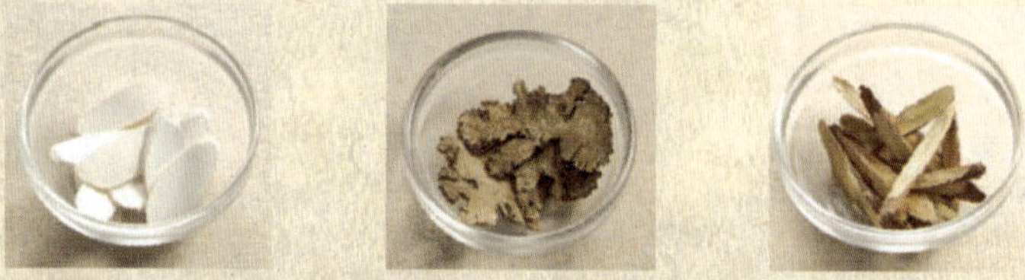

功效　山药健脾补气，益精固肾，当归、川芎补血，黄芪补气。山药蟹肉煲适用于血虚头昏、月经不调、脾虚腹泻等症。

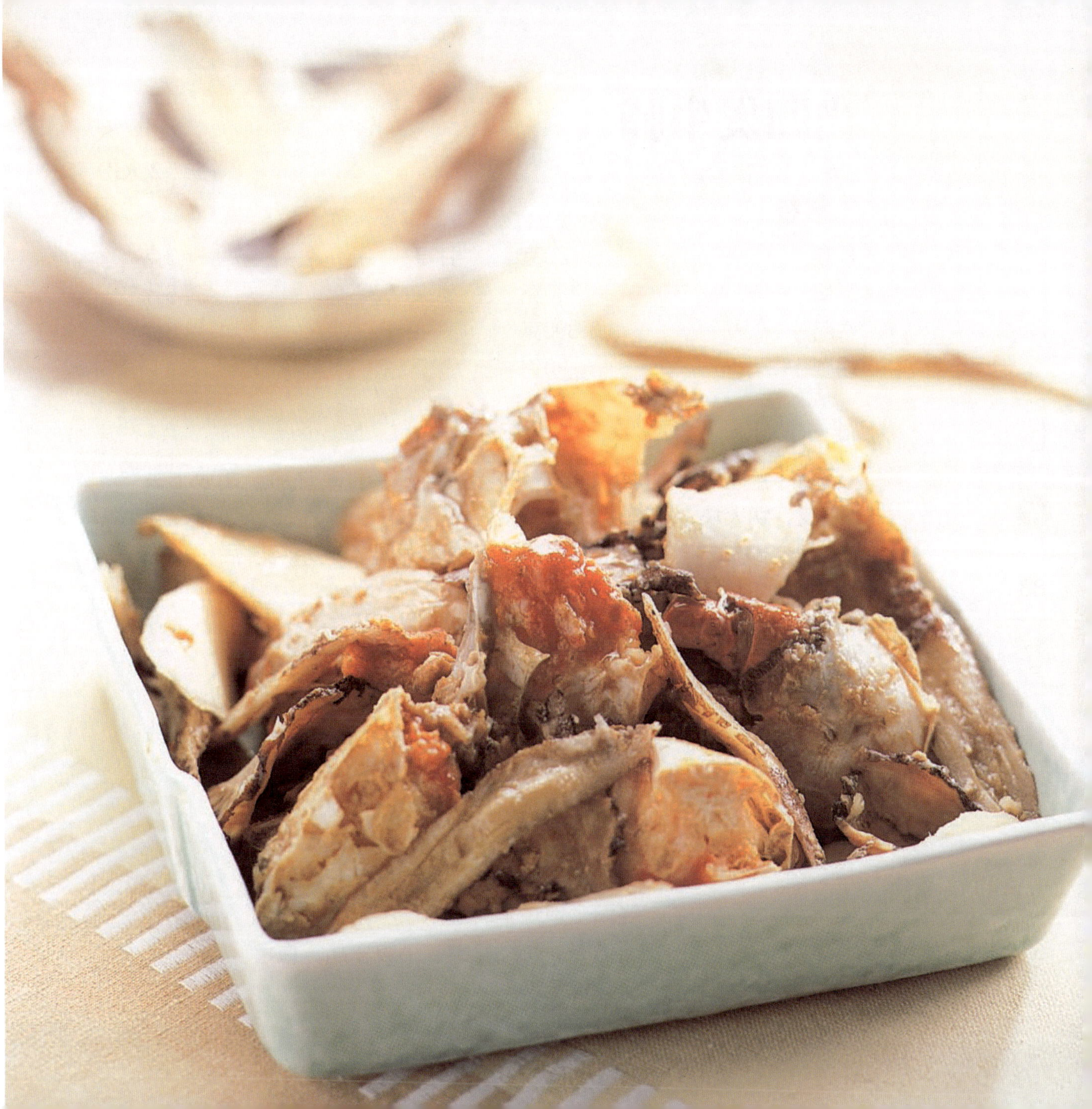

当归煲牛腩

2人份

〔材料〕

丹参……20克
当归……20克
牛腩……300克
胡萝卜……90克
甘草……3克
姜……5片
葱……3根

〔做法〕

① 将牛腩洗净，切块，汆烫；丹参、当归、甘草洗净；胡萝卜去皮，切大块；姜切片，葱切段。
② 把全部材料一齐放入沙锅内，加清水适量，大水烧沸后，小火煲3小时，调味食用。

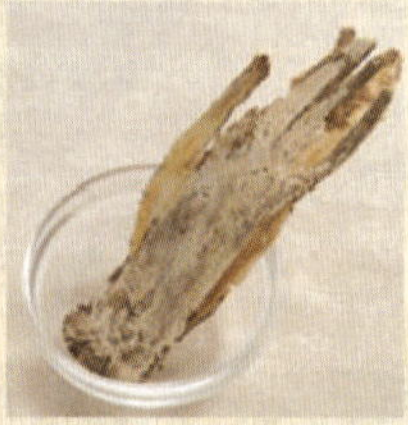
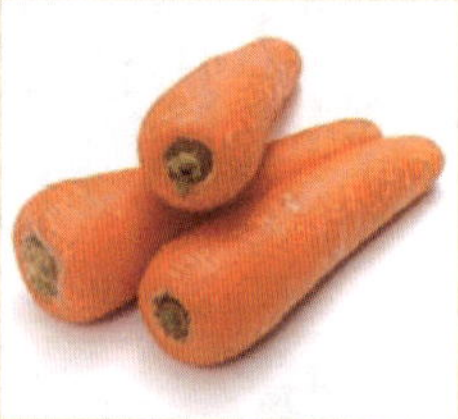
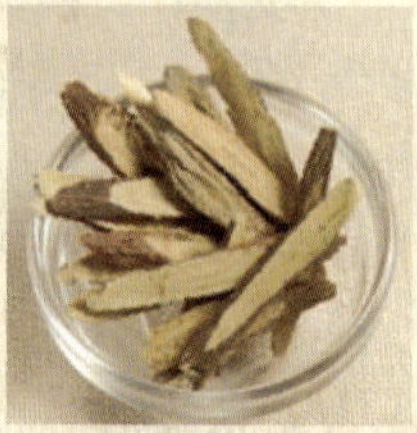

功效

当归、生地补血养血；羊肉益气补虚，温暖内脏。当归生地烧羊肉适用于不孕症气血虚弱、脾肾虚寒、月经量少、小腹冷痛、面色无华、身体消瘦者。

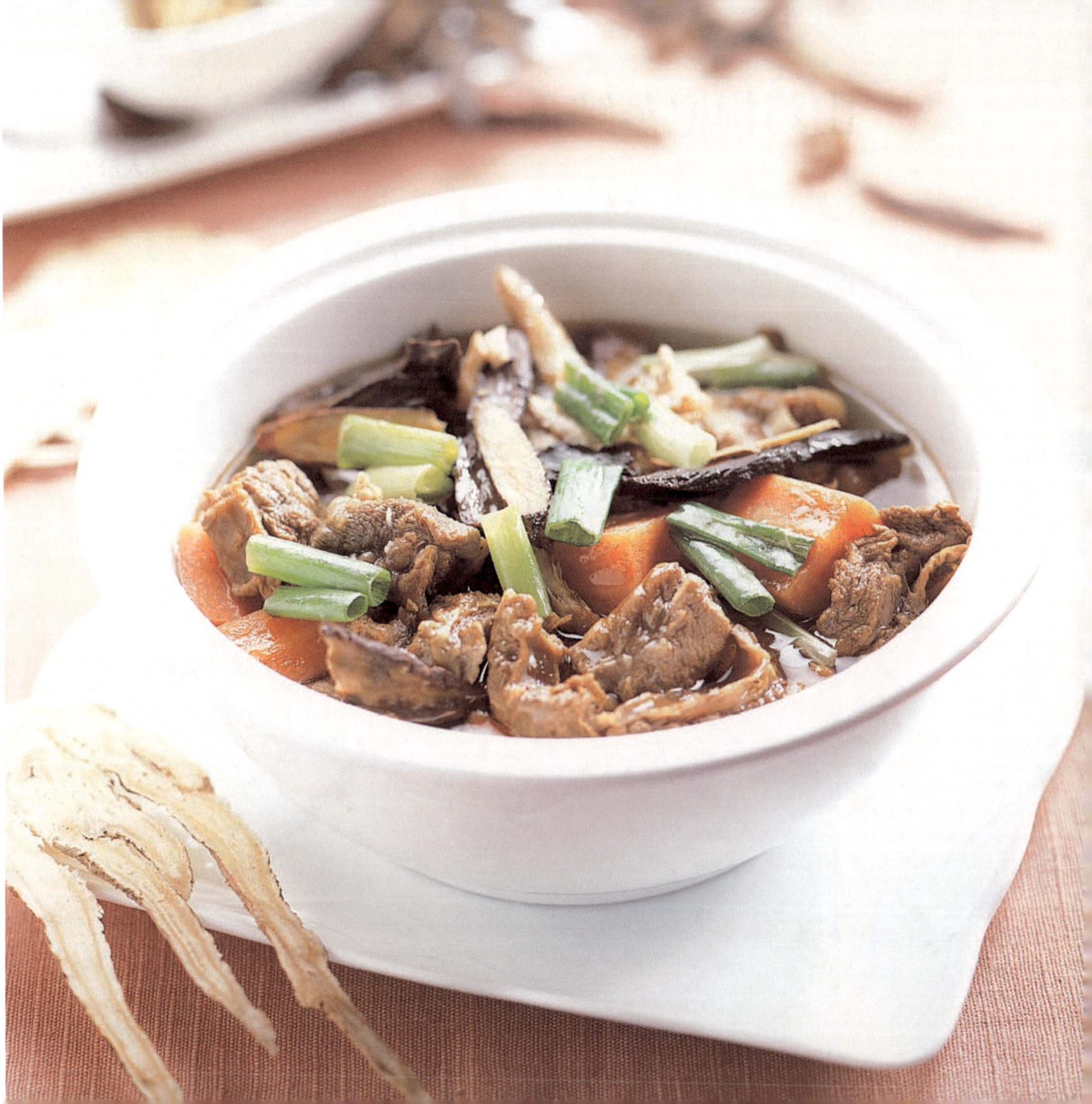

山药枸杞蒸鲈鱼

2人份

〔材料〕

山药	9克	盐、味精	适量
枸杞子	20克	胡椒粉、糖	适量
人参须	6克	姜	5片
鲈鱼	500克	葱	3根
料酒	10克	鸡油	25克

〔做法〕

① 将枸杞、山药、人参须洗净；鲈鱼洗净，去鳃及肠杂；姜切片、葱切段。

② 将鲈鱼放入盆内，加入盐、味精、姜、葱、料酒、胡椒粉、糖，抓匀，腌30分钟。

③ 将鲈鱼取出放入盘内，加入山药、枸杞子、人参须，置蒸笼内，大火蒸15分钟即成。

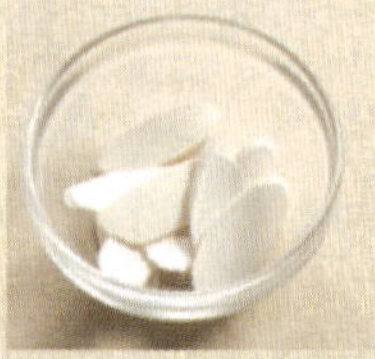

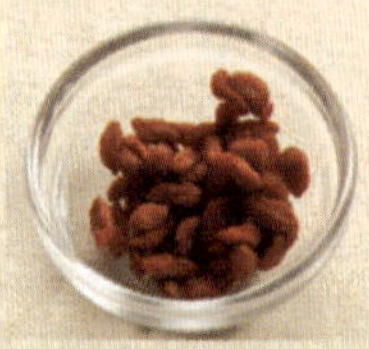

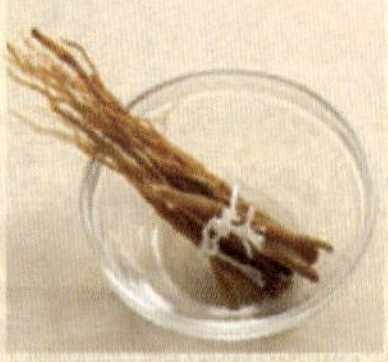

功效 补气、开胃、明目、宁心、安神，适用于气血两虚、面黄肌瘦、失眠、心悸等症。

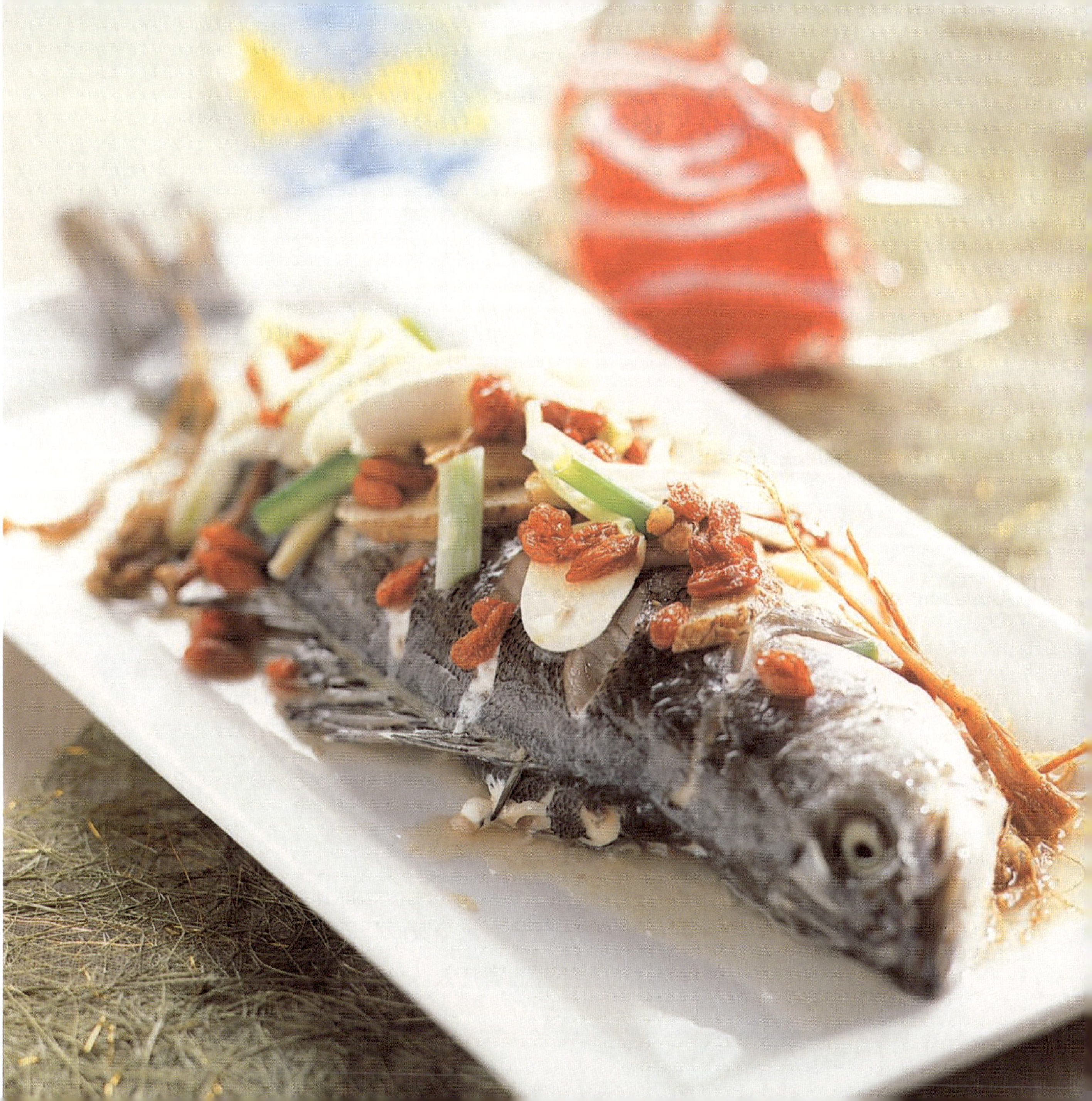

巴干蒸鳕鱼

2人份

〔材料〕

巴干	15克	料酒	10克
山药	9克	姜	5片
鸡血藤	9克	葱	3根
益智仁	9克	盐、味精	适量
鳕鱼	500克	胡椒粉	适量

〔做法〕

① 将以上四味药材洗净，放入炖锅内，加清水500毫升，大火煮沸，用小火煎煮30分钟，取汁液约100毫升，如上法再煎药一次，合并两次药液，除去药渣不用。

② 鳕鱼洗净，放入蒸盘内，加入盐、味精、料酒、胡椒粉、姜、葱，抓匀，腌30分钟。

③ 腌好的鳕鱼，加入药液，置蒸笼内，大中火蒸10分钟即成。

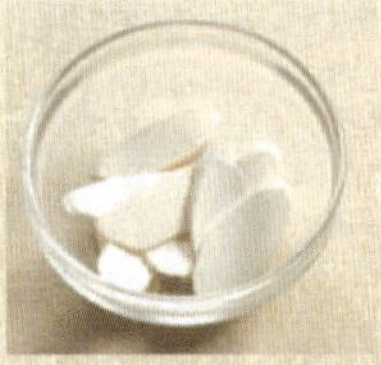

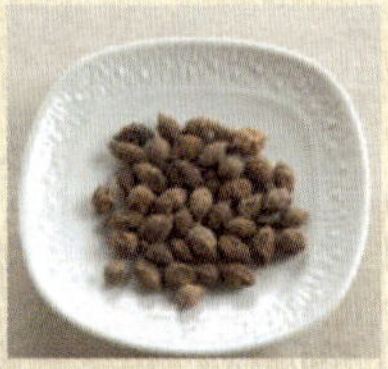

功效

补肾阳、强筋骨、治阳痿，适用于性神经功能减退、阳痿不举或举而不坚，对女子子宫寒、性欲不振也有疗效。

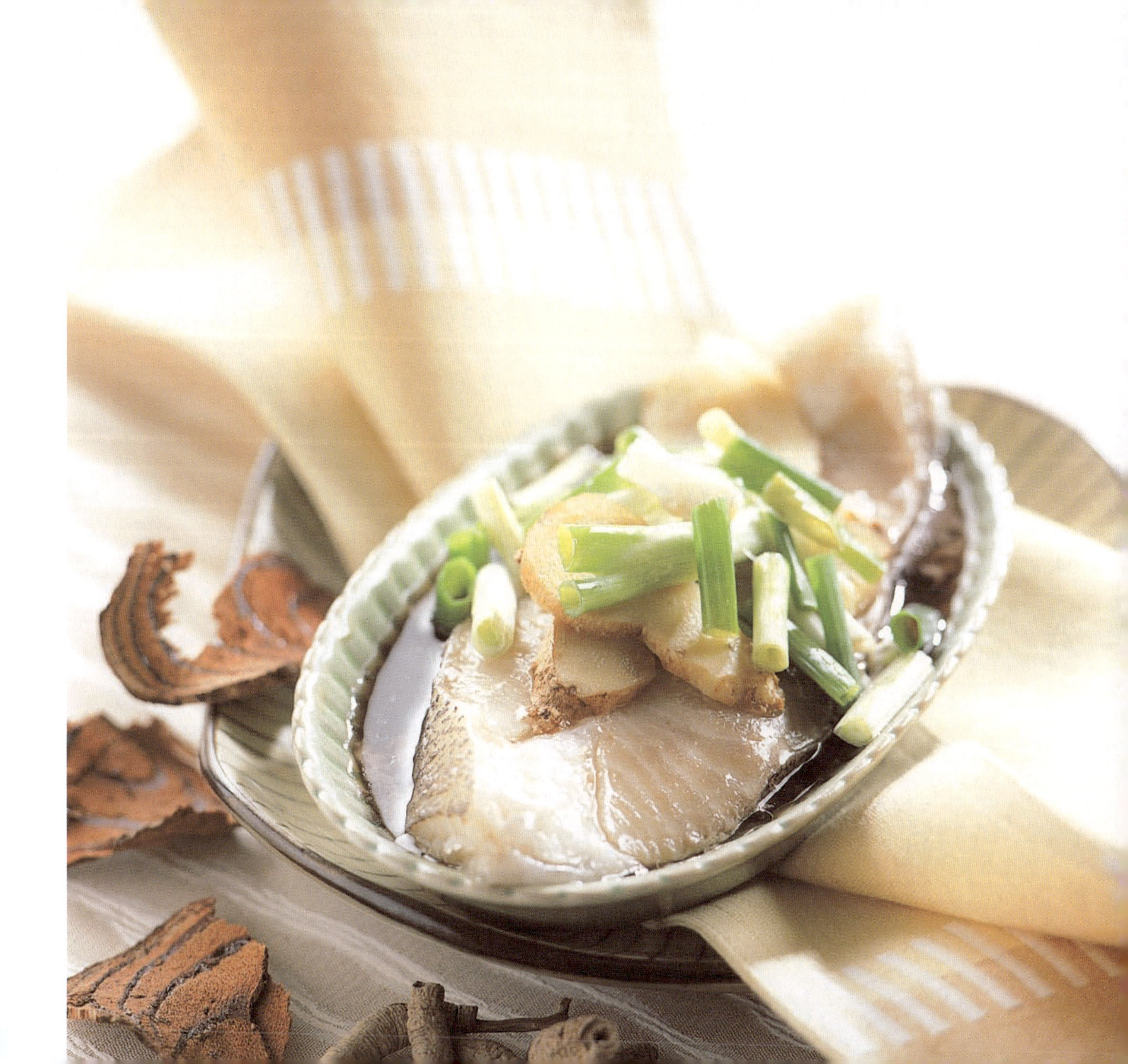

破故纸蒸猪腰

2人份

〔材料〕

破故纸	15克
鹿茸	3克
猪腰	2个
料酒	20克
姜	5片
葱	3根
盐	适量

〔做法〕

① 将破故纸、鹿茸烘干，打成粉末。猪腰洗净，一切两半，除去白色腺体。姜切片，葱切花。

② 将破故纸、鹿茸粉放入猪腰内，加入姜、葱、盐、料酒，一同放入盆内，置蒸笼内，小火蒸40分钟即成。

功效 补肾气，壮元阳。适用于性神经功能减退、阳痿、早泄等症。

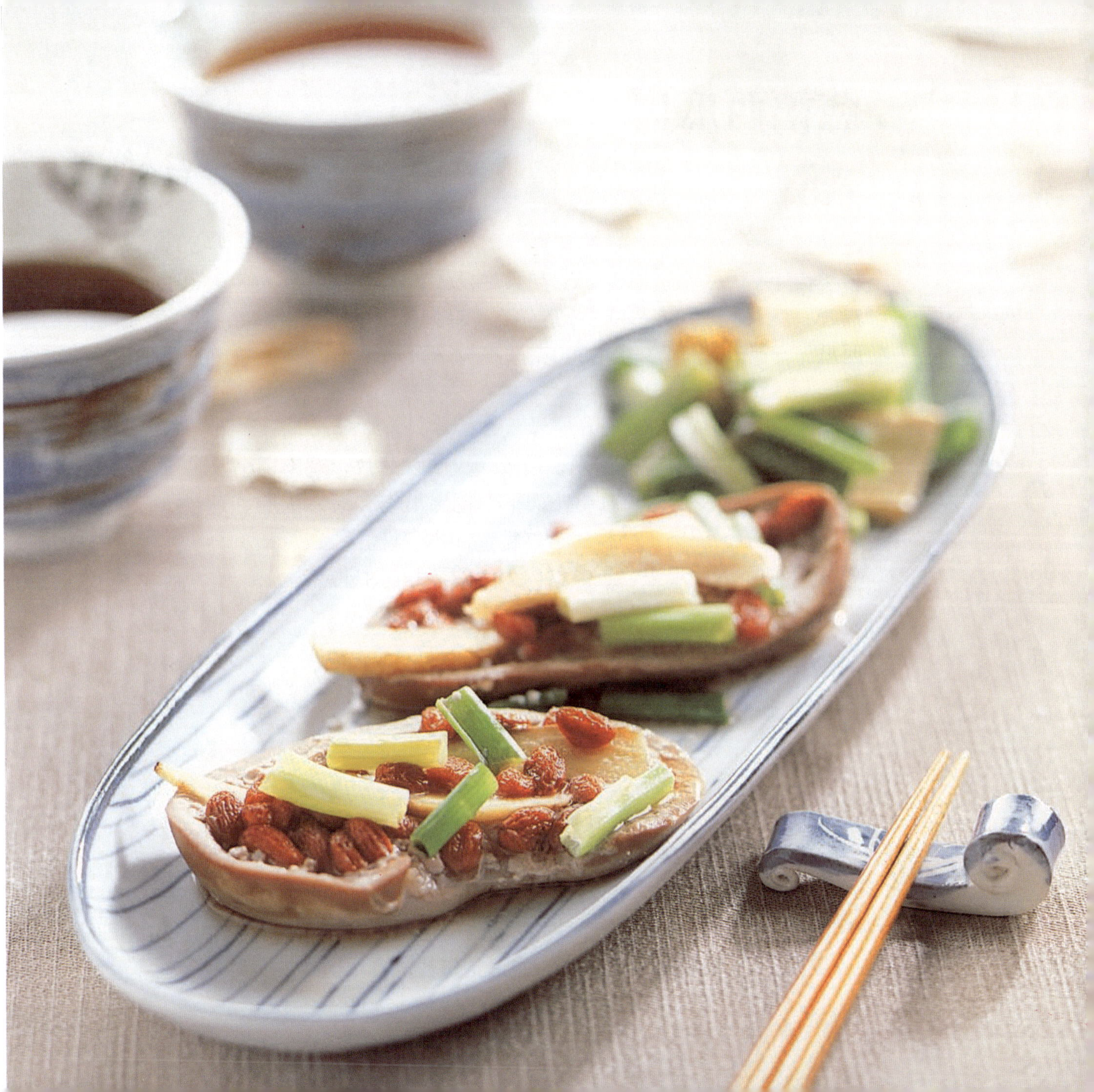

慈禧西瓜盅

2人份

〔材料〕

莲子	30克	火腿	50克
核桃仁	30克	苡仁	20克
黑枣	30克	鸡胸肉	60克
西瓜	1个500克	冰糖	适量

〔做法〕

① 莲子、苡仁前一晚先泡水，浸软。火腿切薄片，鸡肉切小块。
② 将西瓜洗净，从上端1/3处切下，挖出瓜肉，装入火腿、莲子、苡仁、黑枣、鸡肉、核桃仁、冰糖，加水少许。
③ 盖上切下的西瓜盖，置蒸盆内上蒸笼蒸1小时即成。

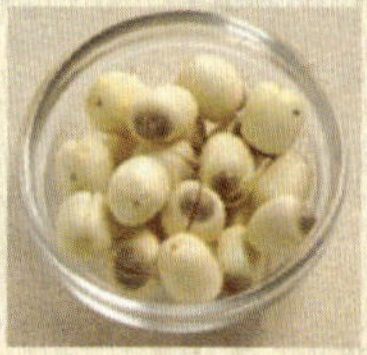
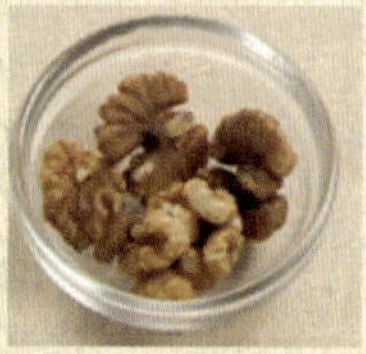

功效

健脾利尿、补肾固精，适用于肾虚、阳痿、水肿等症。本药膳是清代慈禧最喜爱的佳肴，莲子能益肾，养心、补脾、涩肠。核桃仁补肾益精，苡仁去湿，诸药加入鸡肉、冰糖于西瓜盅内烹食，有补肾益精、健脾利水的功效，适宜夏季补肾食用。

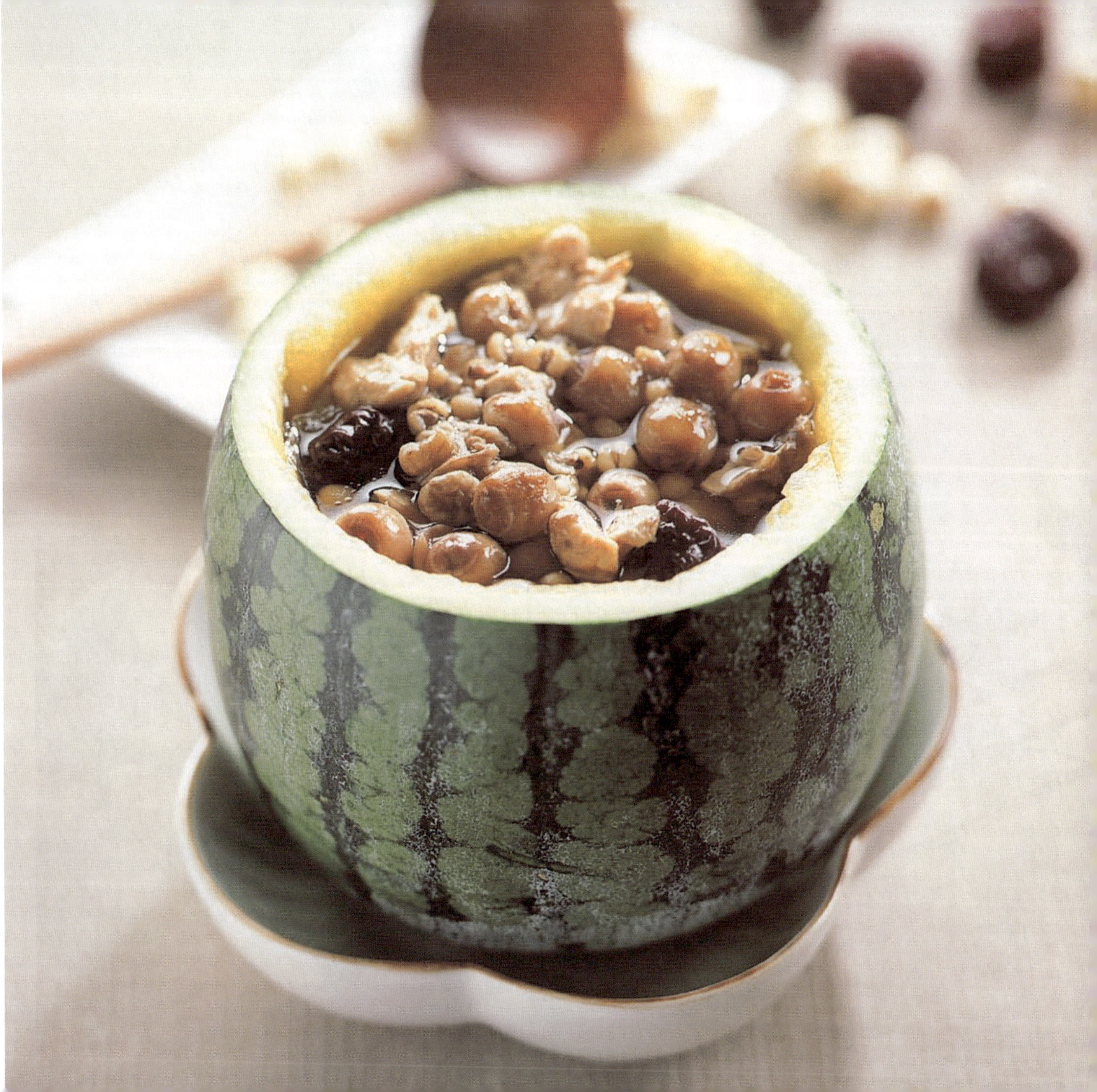

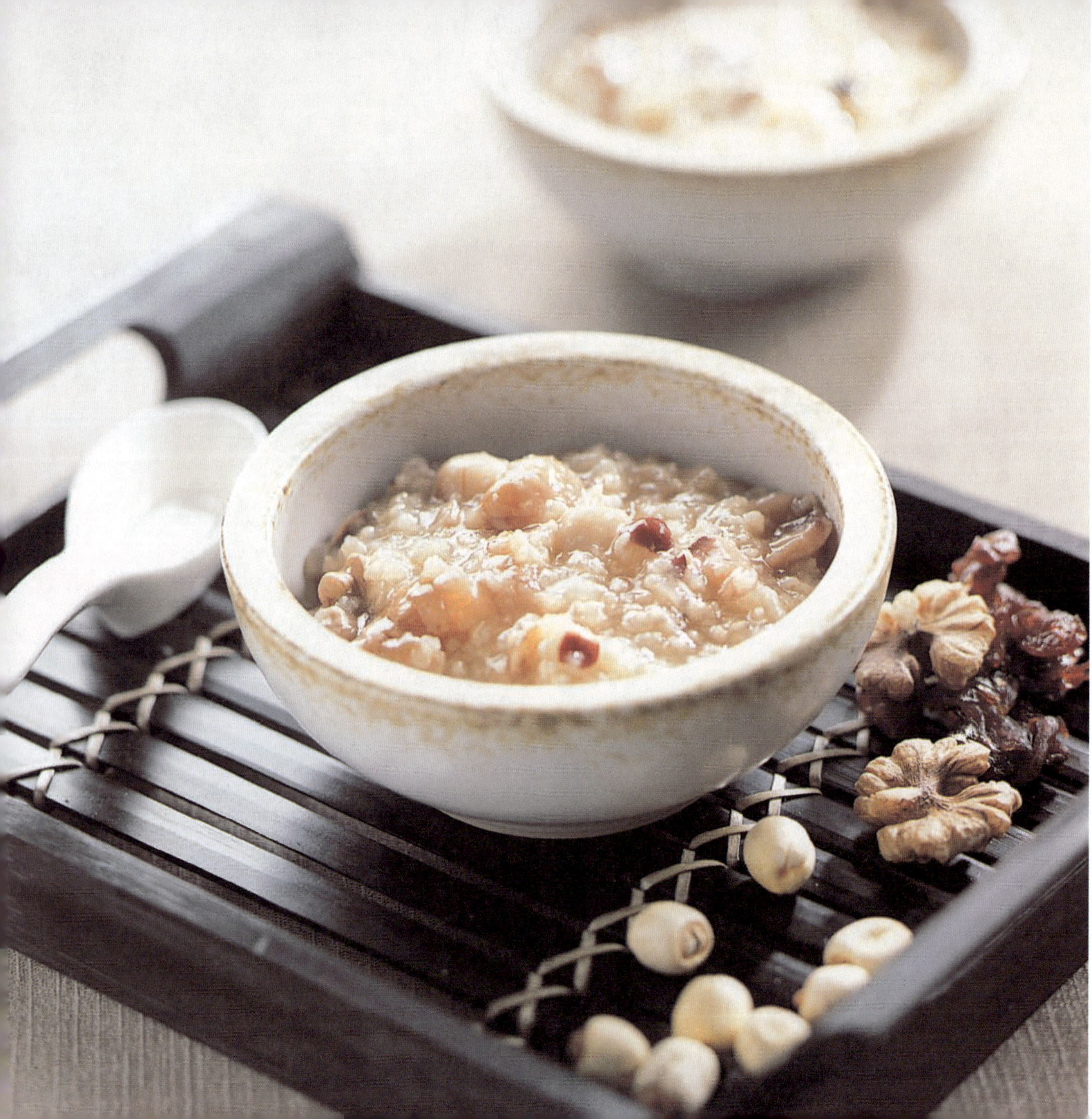

桂圆红枣莲子粥

2人份

〔材料〕

桂圆肉	30克	核桃	15克
红枣	30克	芡实	9克
新鲜莲子	15克	糯米	150克

〔做法〕

① 将洗净的糯米、红枣、莲子、芡实、核桃同时入锅，加水1000毫升，大火烧开后转用小火熬煮。

② 待粥半熟时加入桂圆肉搅匀，继续煮至粥成。

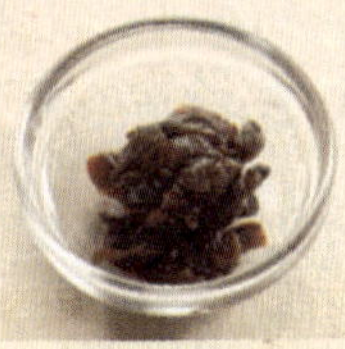

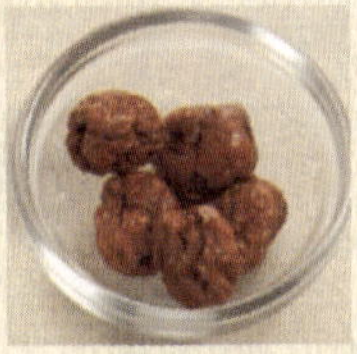

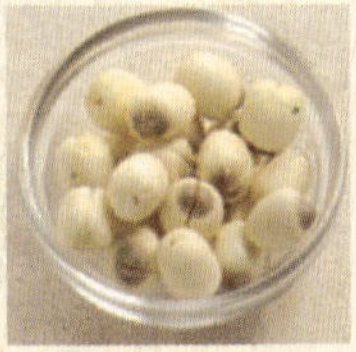

功效

桂圆肉益心脾，补气血。适用于心悸、健忘、失眠、贫血、体虚乏力等症。桂圆红枣莲子粥可补心养血，涩肠固精。适用于阳痿、遗精等症的辅助食疗。

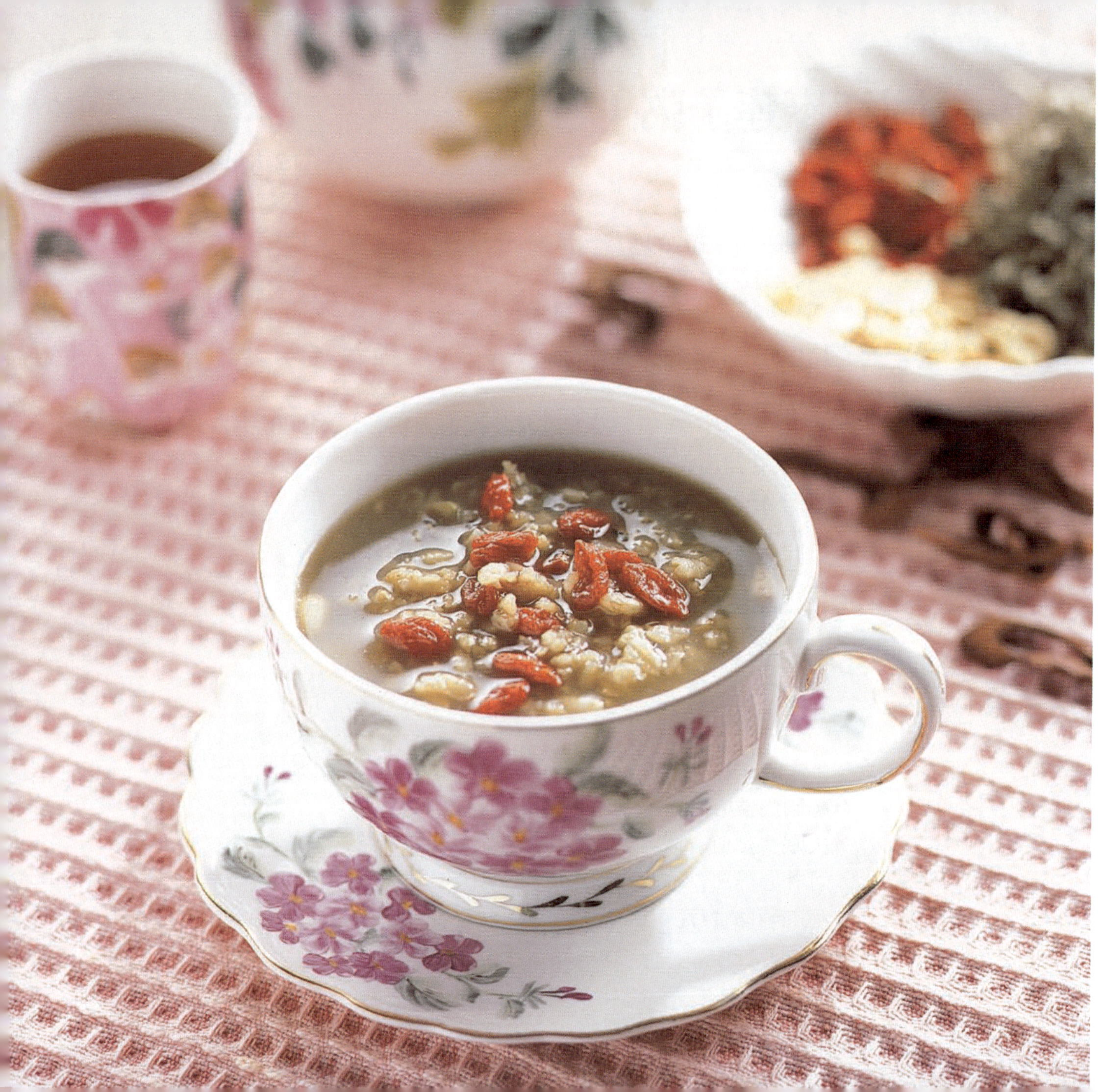

艾叶肉桂粥

2人份

〔材料〕

艾叶	6克
菟丝子	9克
肉桂	3克
松子	30克
枸杞子	15克
粳米	100克
红糖	适量

〔做法〕

① 将艾叶、菟丝子、肉桂用纱布包好，加水适量，与松子、粳米共煮成粥，取出前5分钟，放入枸杞子。

② 最后调入红糖，早晨空腹食用，每日一次，连服两周。

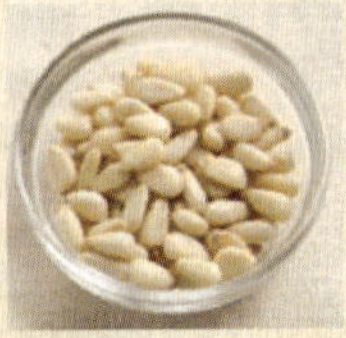

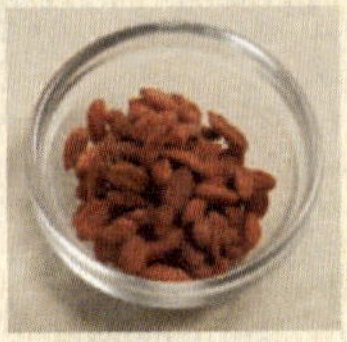

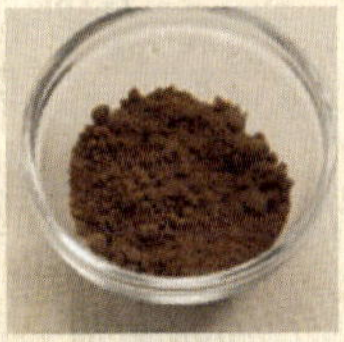

功效 温阳祛寒，暖宫促孕。适用于痛经、经来不止、腹痛、虚寒性不孕。

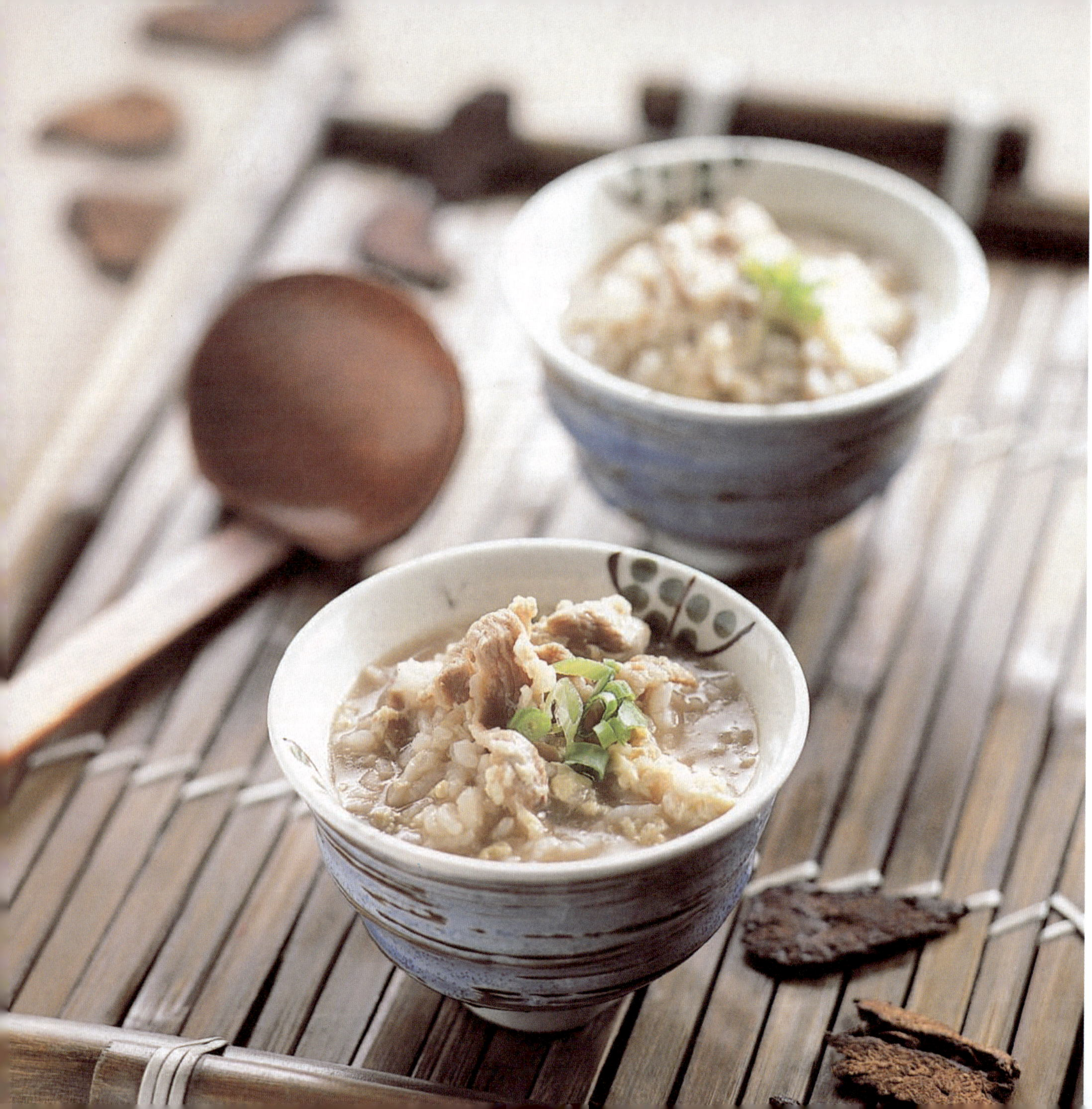

苁蓉羊肉粥

2人份

〔材料〕

肉苁蓉	15克	姜	3片
羊肉	150克	高汤、盐	适量
米	200克	酱油、酒	适量
蛋	2个	胡椒粉	适量
葱	2根	麻油	适量

〔做法〕

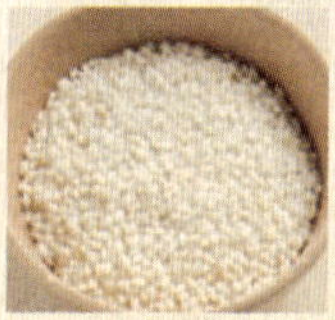

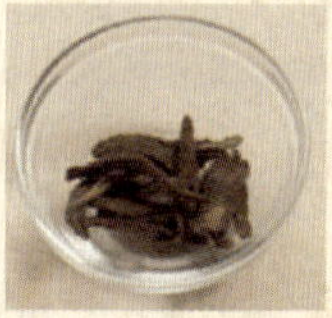

① 肉苁蓉洗净；米洗净，浸泡约30分钟。

② 羊肉洗净后切片，拌酱油、酒、淀粉适量腌10分钟；姜切丝，葱切末。

③ 用沙锅煎肉苁蓉取汁、去渣，加入米、高汤同煮，粥将煮好时，放入羊肉片、姜丝、葱，再煮5分钟，最后淋入蛋汁，加入盐、胡椒粉、麻油调味，上桌前加入葱花。

功效 补肾助阳，健脾养胃，润肠通便。适用于肾阳虚衰所致男子阳痿、遗精、早泄；女子宫寒不孕、腰膝酸痛、尿频。

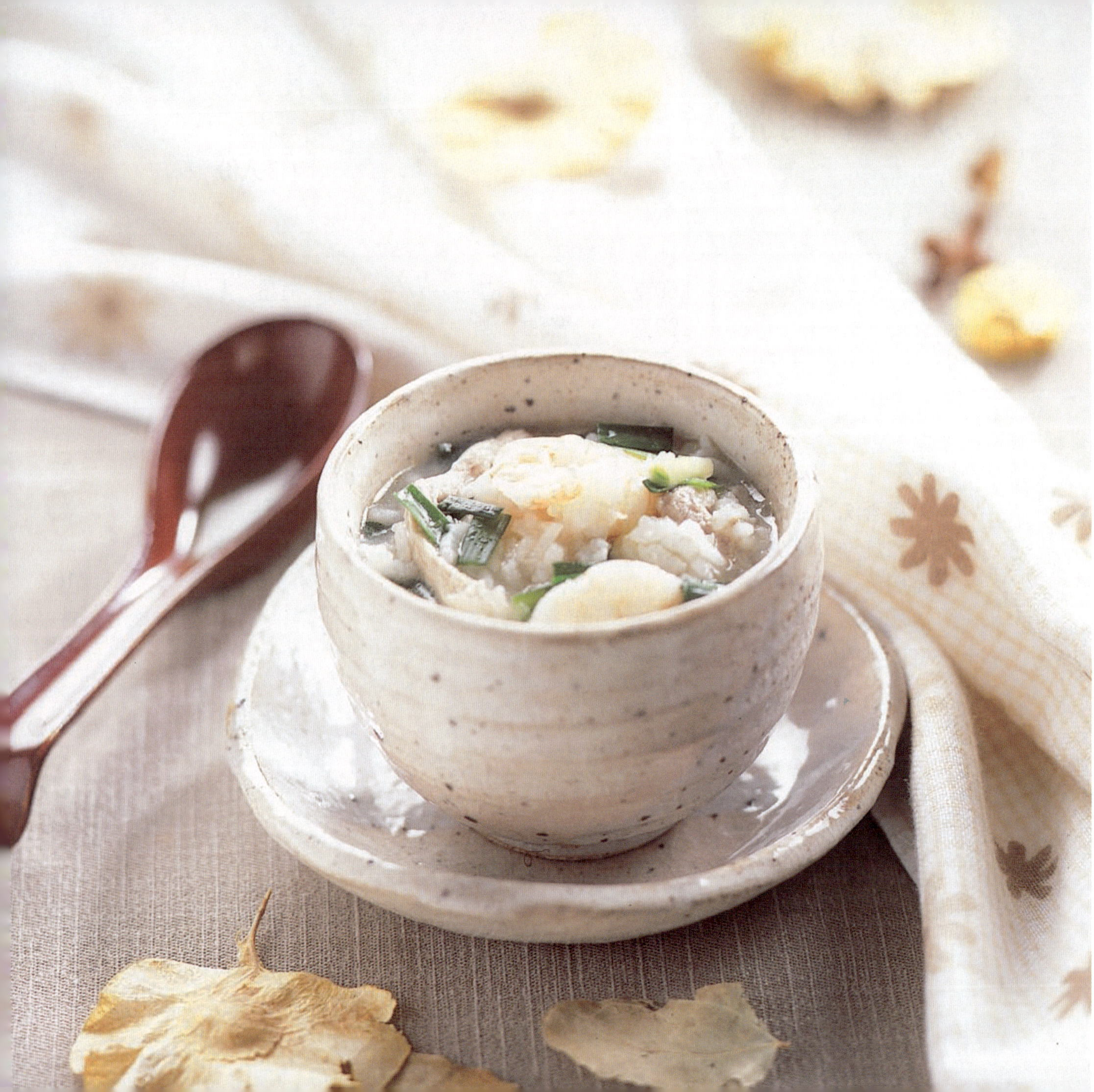

虾仁韭菜粥

2人份

〔材料〕

虾仁、肉丝	各90克	高汤	600克
文蛤、韭菜	各120克	蛋白	半个
米	200克	淀粉、酒、盐	适量
嫩姜	5片	柴鱼粉	适量
香菜	少许	胡椒粉、麻油	适量

〔做法〕

① 文蛤洗净吐沙；虾仁去肠泥，背部划开一口；韭菜切段，姜切丝，葱切末。

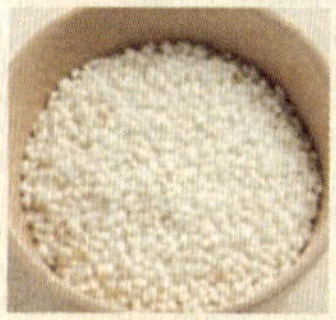

② 虾仁沥干，拌蛋白、淀粉、酒少许备用。肉丝拌酱油、淀粉备用。

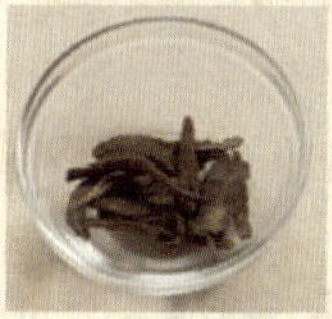

③ 米洗净，浸泡约30分钟，加高汤熬煮，煮至将熟时，放入文蛤、虾仁、韭菜、肉丝，煮3分钟，再加盐、柴鱼粉、胡椒粉、麻油各少许调味，并加姜丝、葱末、香菜即可。

功效　韭菜温中壮阳，行气解毒；虾仁补肾壮阳，健胃化痰。适用于肾虚阳痿，脾虚食少。

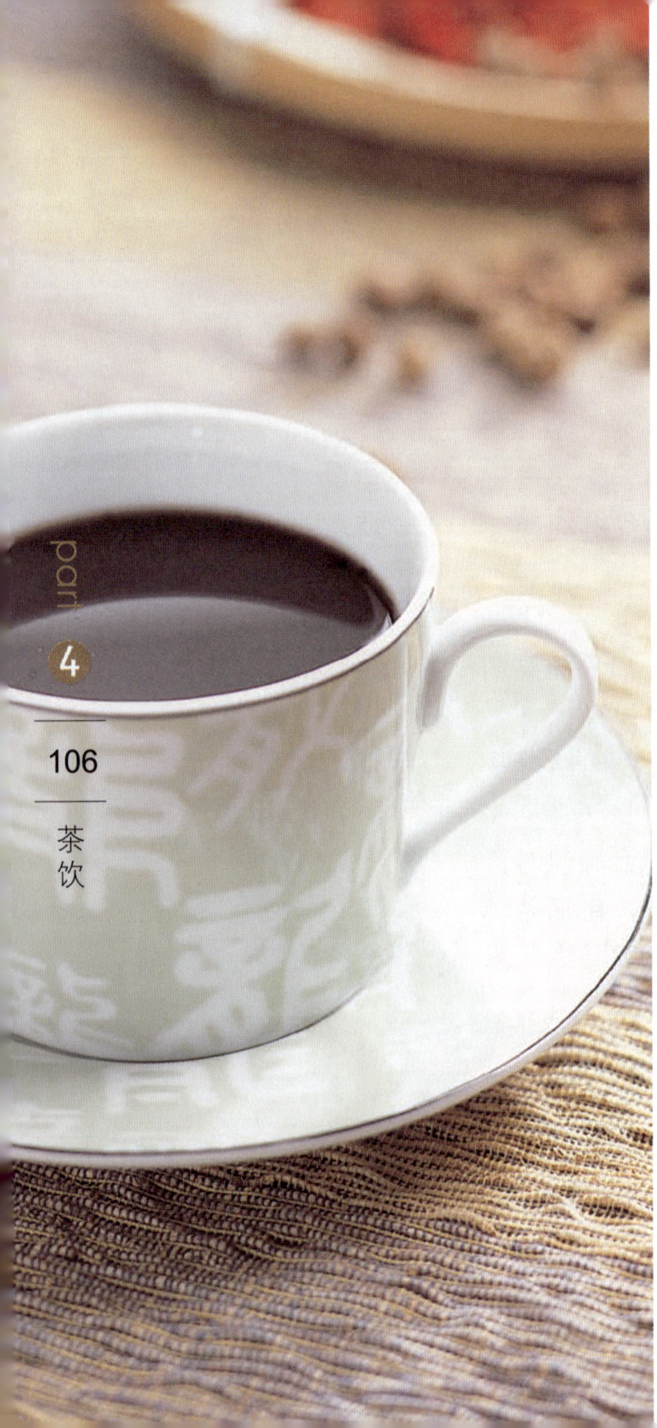

五子补肾茶

2人份

〔材料〕

菟丝子 …… 15克
枸杞子 …… 30克
覆盆子 …… 12克
车前子、五味子 …… 各3克

〔做法〕

以上五味药材洗净后，水煎代茶饮，不拘时服。

功效

补肾益精、扶阳固涩。适用于男女不孕、遗精、阳痿、早泄或小便后余沥不尽等。

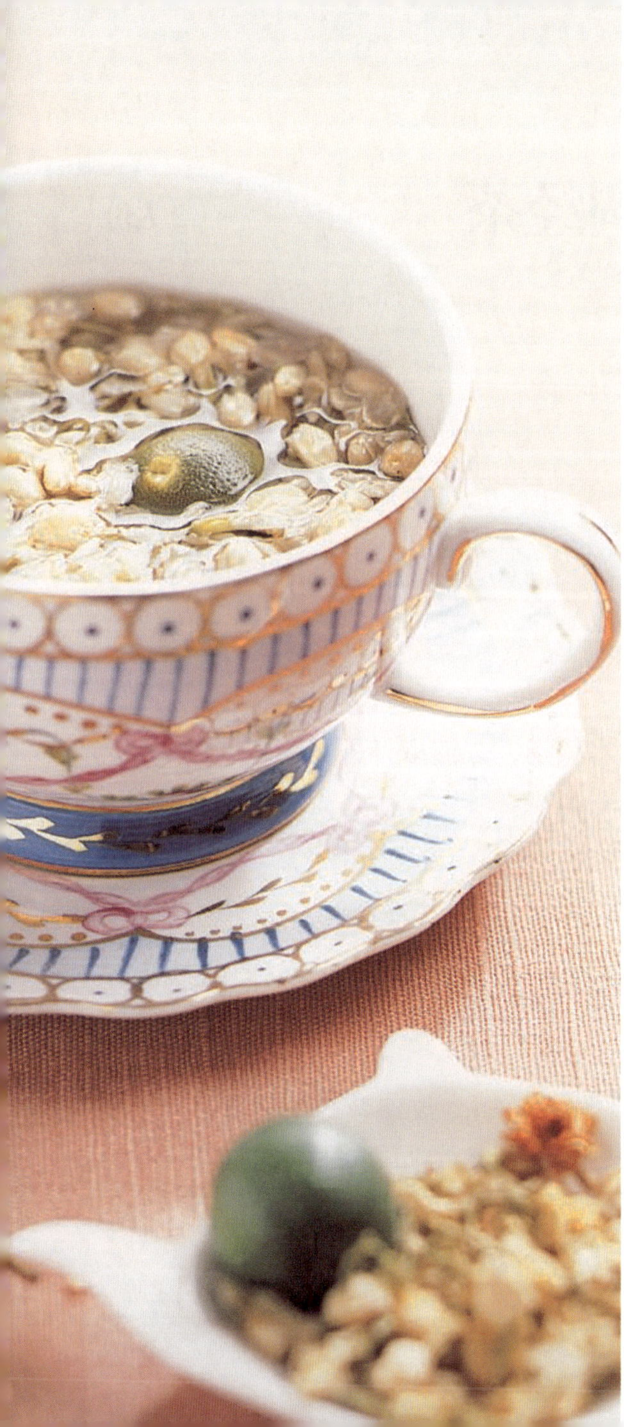

茉莉花茶

2人份

〔材料〕

茉莉花	15克
金橘	15克
冰糖	适量

〔做法〕

把茉莉花、金橘（压碎）、冰糖放入茶杯，用沸水冲泡15~30分钟，口渴即饮，当茶喝。

功效 舒肝解郁。适用于不孕症肝气郁结、月经不调、经来腹痛、乳房胸肋胀痛、精神抑郁。

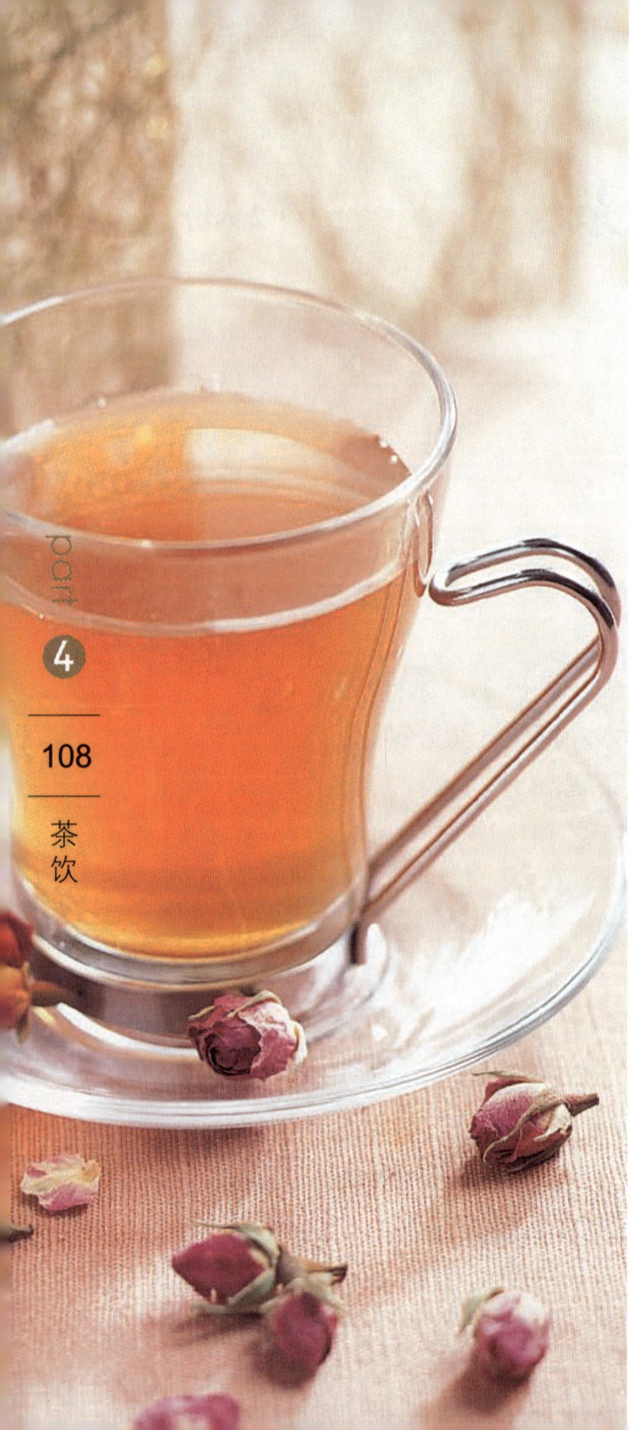

开郁调经茶

2人份

〔材料〕

香附、玫瑰花 …… 各9克
柴胡、当归 …… 各6克
炒白芍 …… 6克
绿茶 …… 3克

〔做法〕

以上药材加水煎汤，去渣取汁即可，或开水沏泡。

功效

香附、柴胡、玫瑰花疏肝开郁，调畅气机；当归、白芍养血保肝，活血调经。开郁调经茶有疏肝解郁、活血调经的功效。

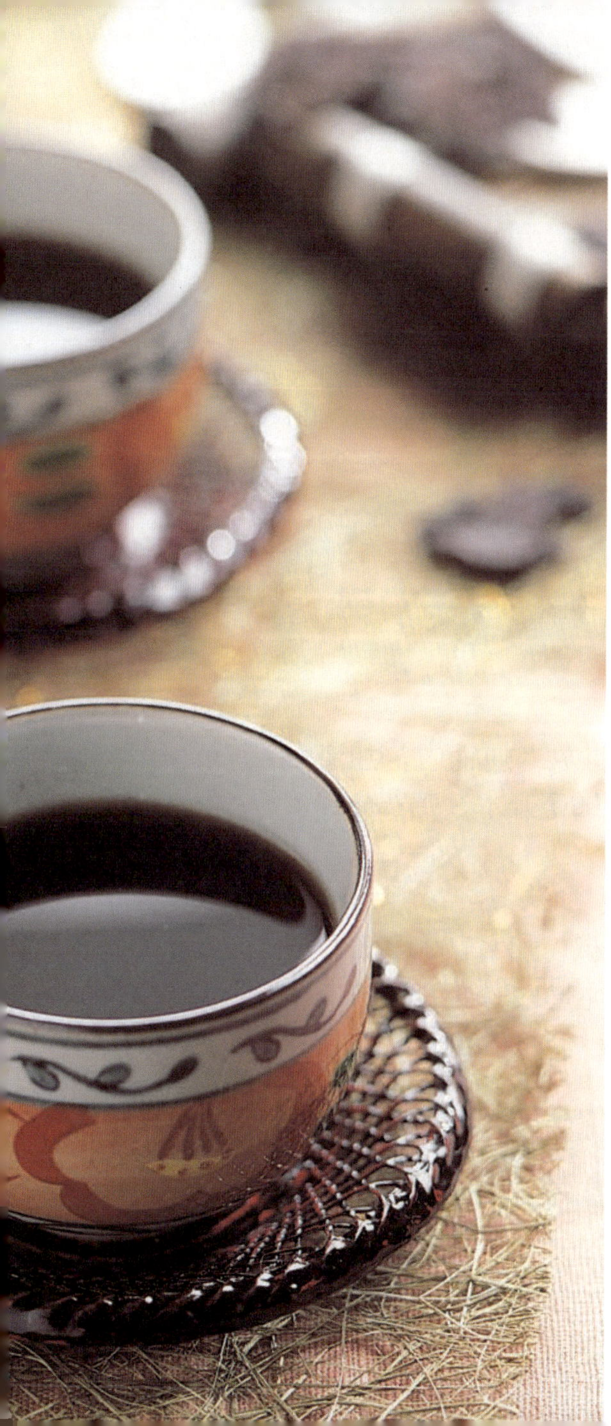

菟丝苁蓉饮

2人份

〔材料〕

菟丝子	15克
肉苁蓉	30克
山药	30克
山茱萸	9克
黄精	15克
冰糖	适量

〔做法〕

① 将菟丝子、肉苁蓉、山茱萸、山药、黄精装入纱布袋内，加水适量，置大火上烧开，小火煎熬30分钟，停火，稍凉，过滤。

② 冰糖打碎，熬水后加入药汁中即成。

功效 温补肾阳，适用于肾阳不足、头晕耳鸣、腰膝无力、阳痿早泄等症。

锁阳牛肉汤

2人份

〔材料〕

锁阳	15克	五味子、花椒	各3克
枸杞子	15克	黑枣	30克
菟丝子、山药	各15克	牛肉	600克
酒	15克	姜	5片
仙茅、金樱子	9克	葱	3根
熟地黄	9克	酒	15克
仙灵脾	9克	盐、胡椒粉	适量

〔做法〕

① 将以上药材洗净，除黑枣外，其他的药材放入炖锅内，加清水600毫升，煎煮25分钟，倒出药液，再加400毫升水，煮25分钟，滤去药渣，合并两次药液。

② 牛肉洗净，切大块，汆烫。

③ 牛肉放入炖锅内，加入黑枣、姜、葱、花椒，加水1000毫升，倒入药液，加盐少许，大火烧沸，再用小火炖煮1.5小时即成。

功效 以上药材都有补肾壮阳、益精填髓的作用，适用于神经性阳痿、早泄、滑精等症。

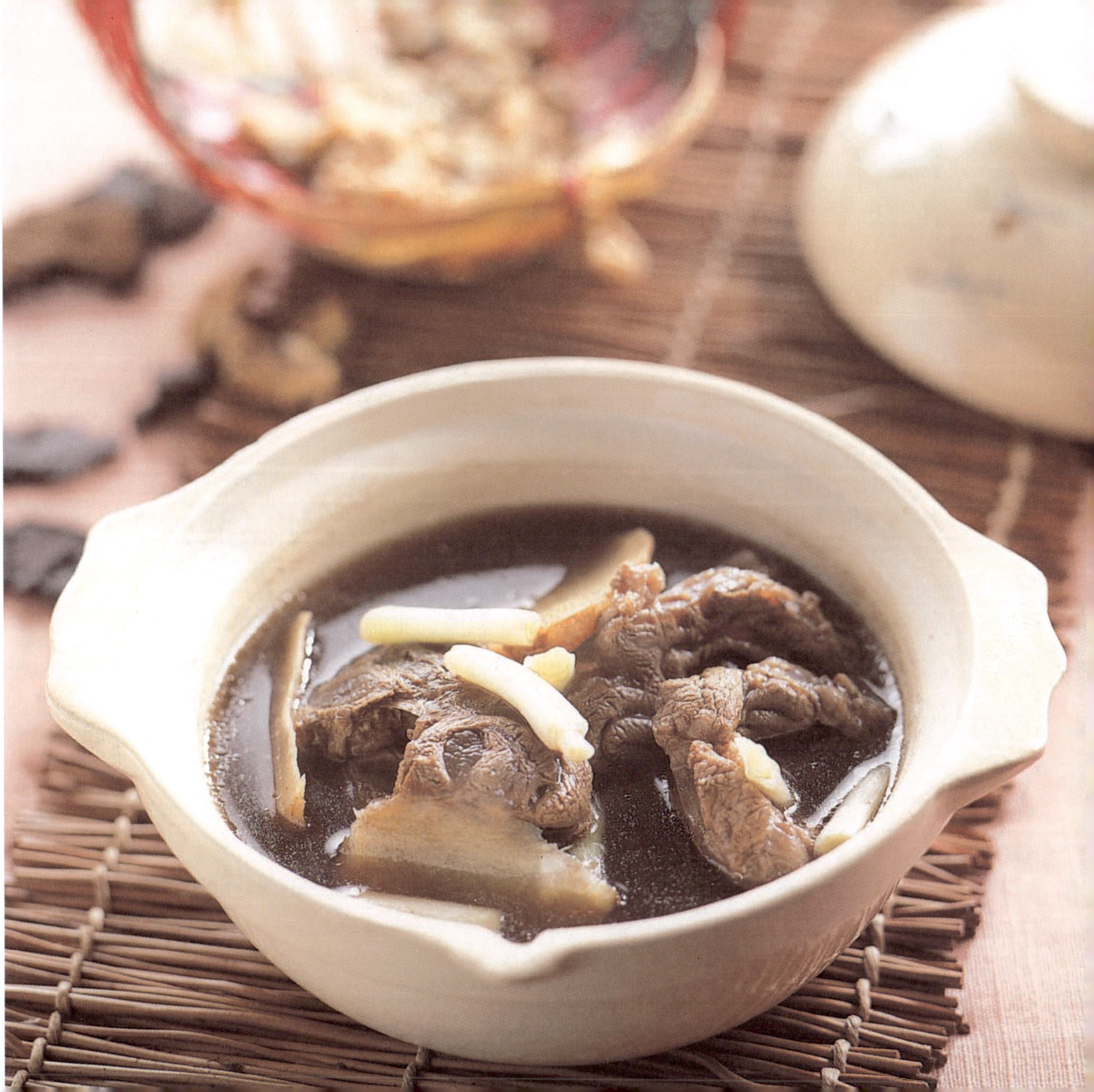

苁蓉排骨汤

2人份

〔材料〕

肉苁蓉、巴干	各9克	排骨（小排）	600克
鸡血藤	9克	料酒	15克
金樱子、当归	各9克	姜	3片
川芎	6克	葱	2根
红枣	30克	盐、胡椒粉	适量

〔做法〕

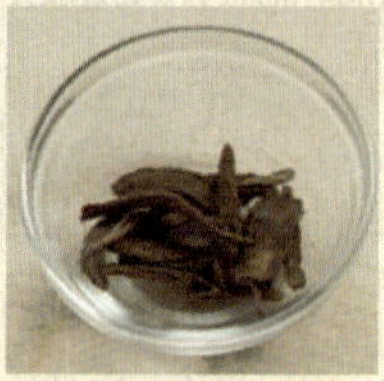

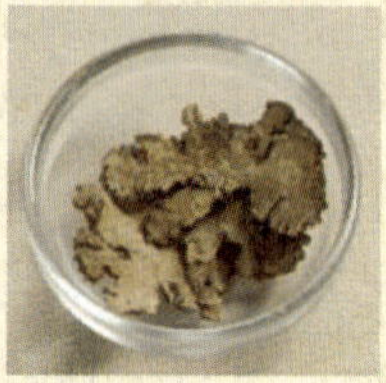

① 姜切片，葱切段，排骨洗净。煮锅放清水，加入葱、姜，煮沸，放入排骨氽烫，取出排骨。

② 以上药材洗净，除红枣外，用纱布袋装好封口，放入炖锅，再放入红枣、排骨、料酒，加水1500克，炖锅置大火上烧沸，打去浮沫，再用小火炖煮1小时即成。

③ 取用前加适量盐、胡椒粉。

功效 滋阴养血、补肾益精，适用于女子不孕、腰膝酸软、便秘、性神经功能减弱等症。

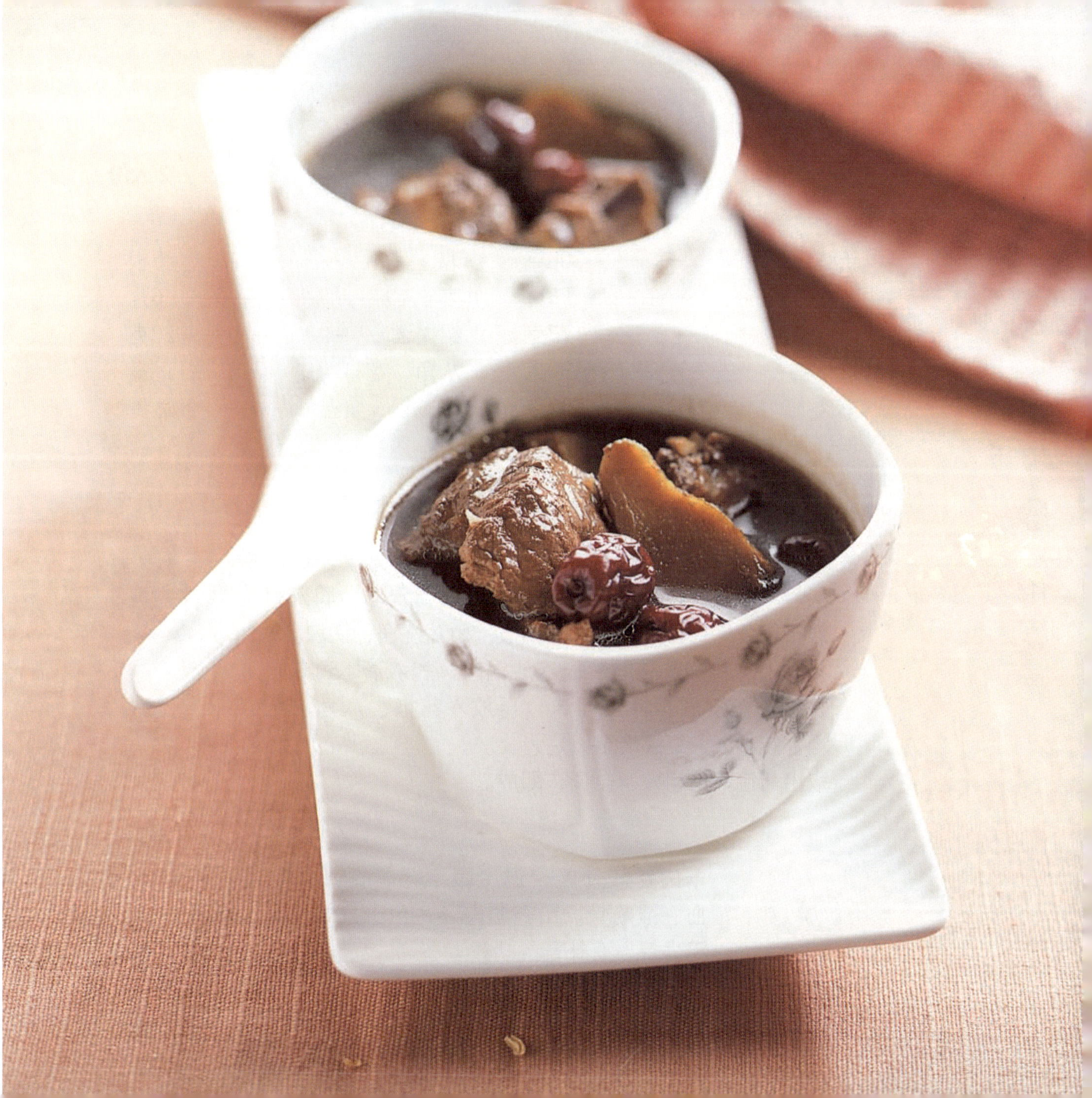

山药羊肉汤

2人份

〔材料〕

新鲜山药	300克
肉苁蓉	15克
菟丝子	12克
核桃仁	30克
羊肉	500克
羊脊骨	1具
葱	3根
姜	6片
绍兴酒	20克
八角、花椒	各适量
胡椒粉、食盐	各适量

〔做法〕

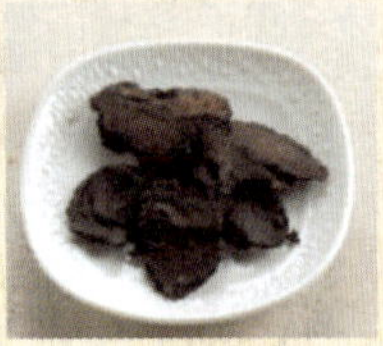

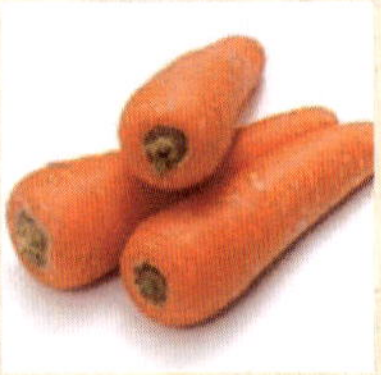

① 将羊脊骨切成数节，用清水洗净，羊肉洗净，切成块状，一起放入沸水锅内，汆烫去血水再洗净；将药材用纱布袋装好封口，姜、葱白拍破；山药洗净，切块。

② 将以上食物和药袋同时放入沙锅内，加入清水适量，置大火上煮沸后，打去浮沫，再放入花椒、八角、绍兴酒，转小火，继续炖至肉烂为止。

③ 取出药包，用胡椒、盐调味即成。

功效 羊肉益气补虚，温中暖下；羊脊骨补肝肾、补血、强筋骨。山药羊肉汤适用于身体虚弱、腰膝无力等，有补肾的功效。

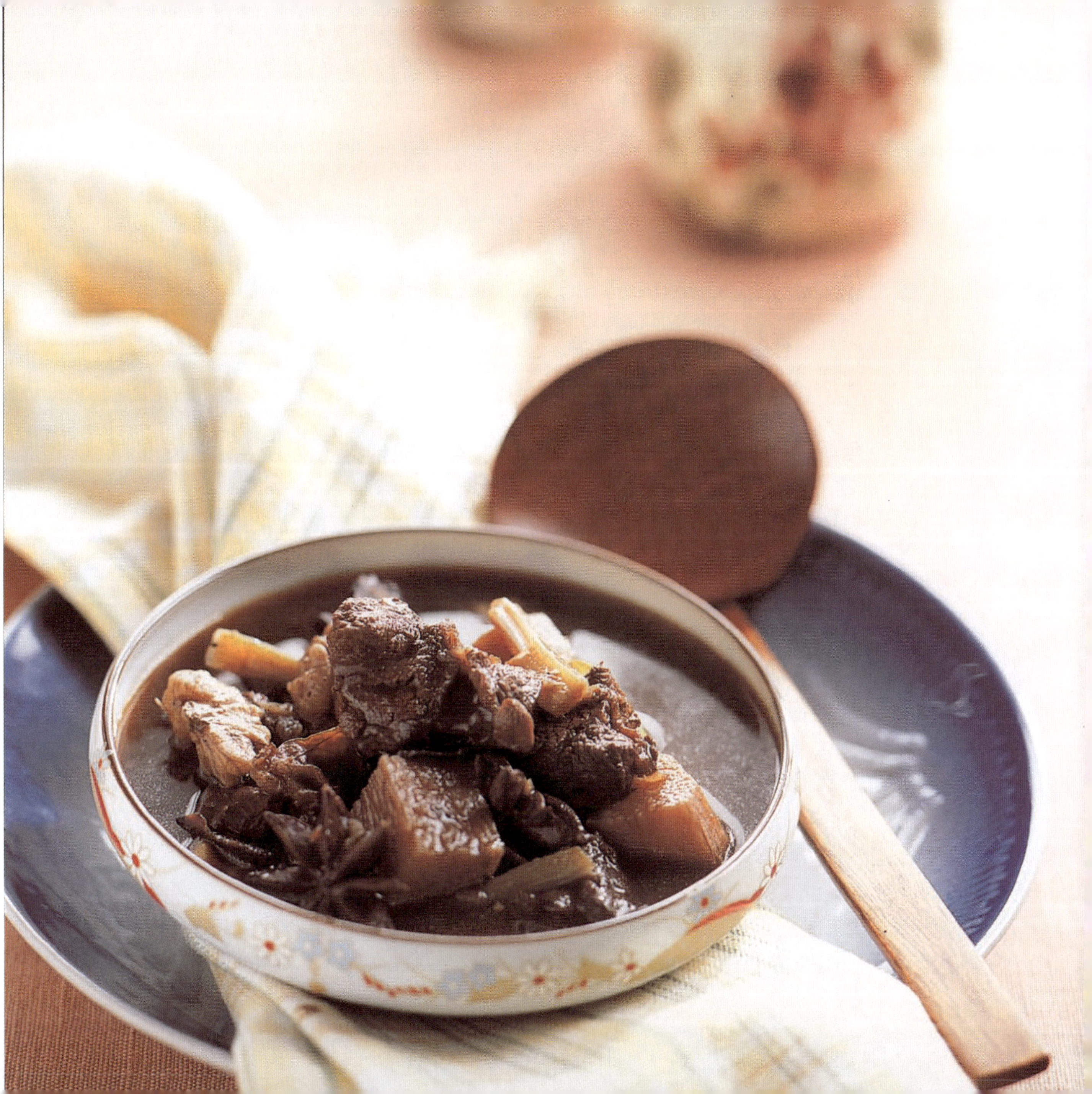

当归鸡

2人份

〔材料〕

川芎、生蒲	各6克
当归	12克
炒小茴香	9克
肉桂、赤芍	各9克
山茱萸	9克
干姜	5克
延胡索	15克
五灵脂	15克
龙眼肉、姜	各15克
红枣	30克
母鸡（1只）	1 000克
葱	5根
料酒	20克
盐、胡椒粉	适量

〔做法〕

① 鸡去毛及内脏，汆烫；药物装入布袋内（红枣、龙眼肉除外），姜拍松、葱切段。

② 将鸡、药包、红枣、龙眼肉、葱、姜、料酒同放入炖锅内，加水2500毫升。

③ 炖锅置大火上煮沸，小火炖煮1小时，再加入盐、胡椒粉即成。

〔食法〕

（月经来潮时服用），每日1次，分3次服用，吃鸡喝汤。

功效 补气血、暖子宫。用于原发性不孕症、月经不调、经来腹痛、月经量少色淡、四肢冰冷等症。

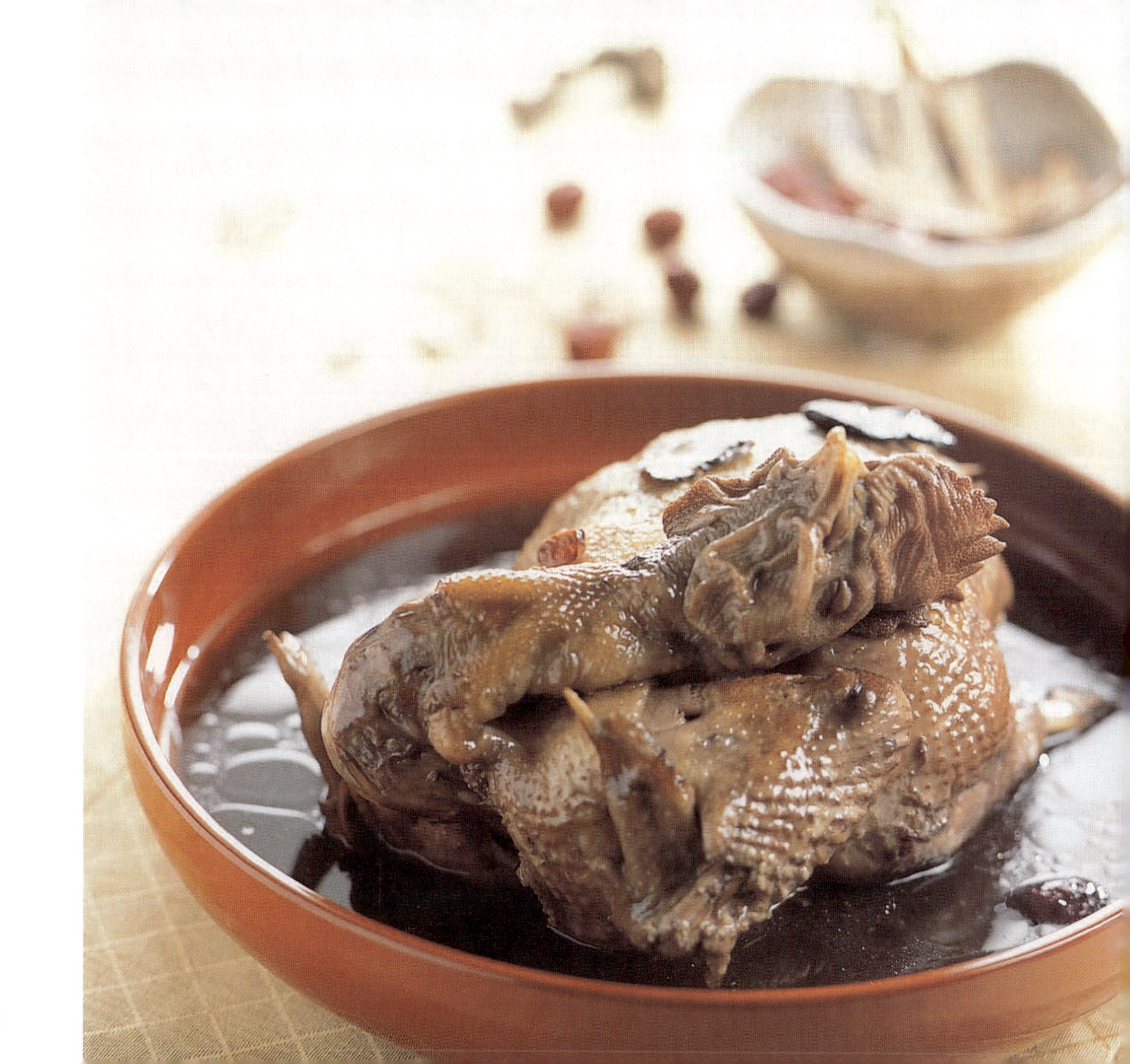

生育鸡

2人份

〔材料〕

党参	30克	炙甘草	6克
熟地	8克	鹿茸	2克
枸杞子	18克	鸡	1只
巴干天	9克	葱	3根
当归	10克	姜	5片
黑枣	30克	料酒	20克
杜仲、山药	各15克	盐	适量

〔做法〕

① 鸡洗净，汆烫去血水。葱切段、姜切片。

② 将以上药材洗净放入布袋（黑枣除外），入锅内，加入水3000毫升，放入鸡、黑枣、料酒、葱、姜，将锅置大火上煮沸，用小火炖煮1小时即成。

功效

补肾阳、益精气。
适用于男子不育症。

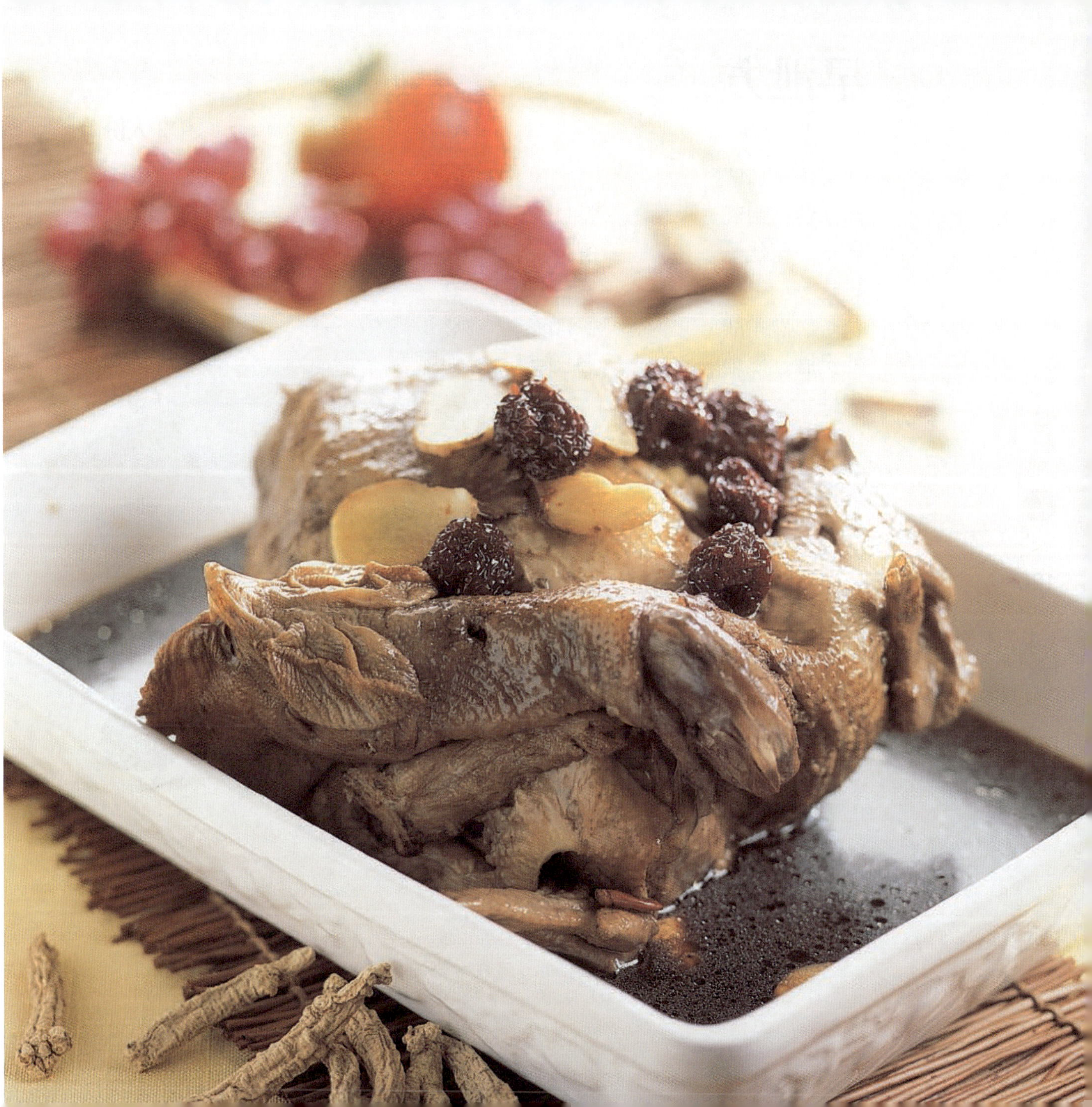

早泄方

2人份

〔材料〕

肉苁蓉、山药……各15克
巴干、菟丝子……各15克
枸杞……12克
茯苓、鹿角胶……各10克
仙灵脾、熟地……各20克
肉桂……5克
山茱萸……6克
五味子……3克
公鸡……1只
葱……3根
姜……5片
料酒……30克
盐……适量

〔做法〕

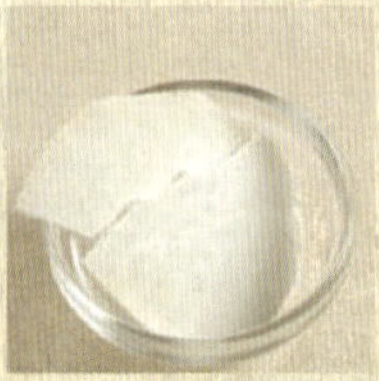

① 将以上药材除鹿角胶外，用纱布袋装好封口，放入煮锅内煎煮30分钟，每次加水1500毫升，煎煮2次，合并煎液待用，鹿角胶另用水炖，使溶。
② 公鸡切块、洗净、氽烫。

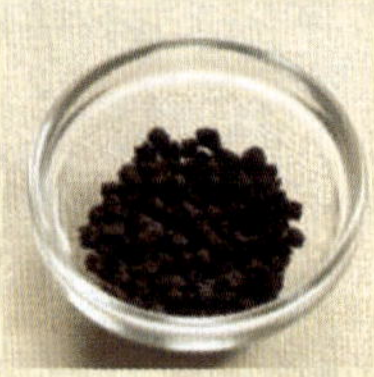

③ 炖锅内加水，放入药液、鹿角胶、鸡块、料酒、葱、姜于锅内，置大火上炖煮沸，再用小火炖煮1小时，加盐调味即成。

〔食法〕

每日1次，单服。5日为一疗程。

功效　补肾虚、益精血，适用于早泄。

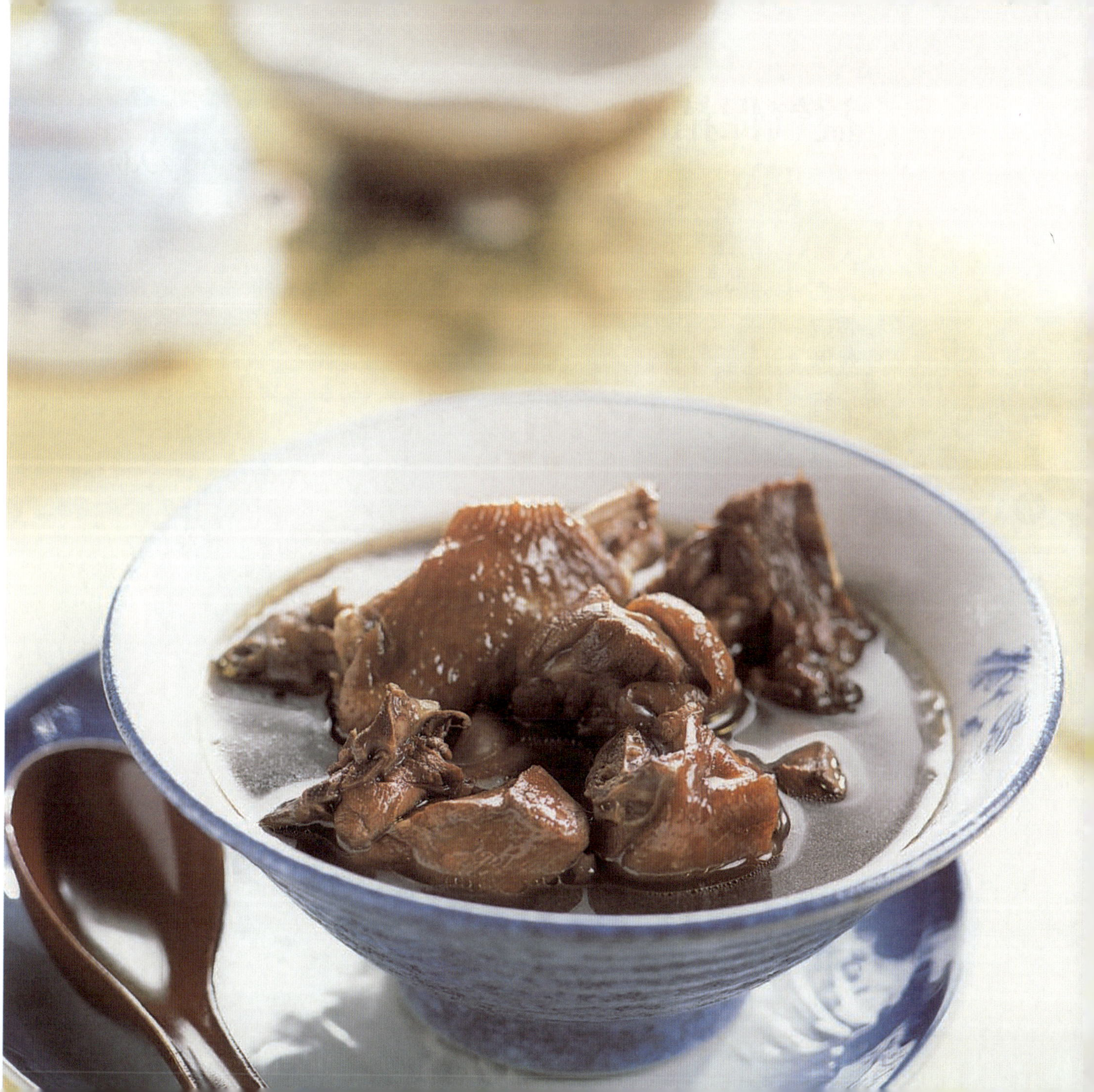

益气促精汤

2人份

〔材料〕

人参	15克	虱目鱼	1条
黄芪	15克	葱	适量
香菇	15克	料酒	适量
红枣	15克	姜	适量
山药	20克	味精	适量

〔做法〕

① 药材洗净，姜切片，香菇泡软。

② 虱目鱼洗净，切成斜块，置炖锅内，加入黄芪、山药、香菇、红枣、姜、葱、酒、味精，用小火煮熟。

③ 人参用开水泡开，上笼蒸30分钟，喝汤吃鱼嚼人参。

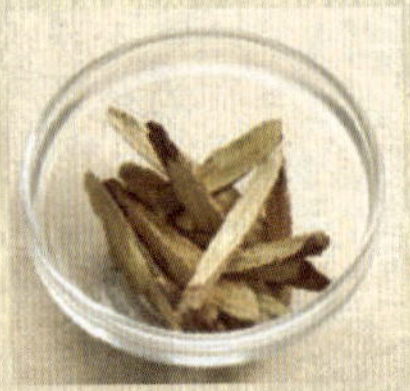

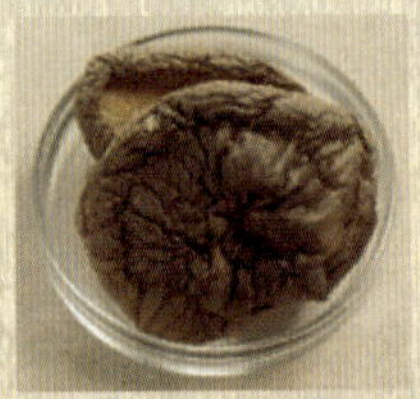

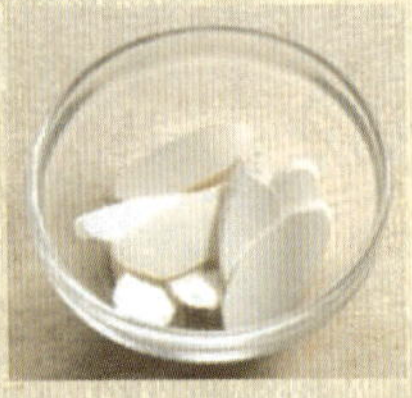

功效 益气促精。适用于精液异常患者，可增强精子活力。

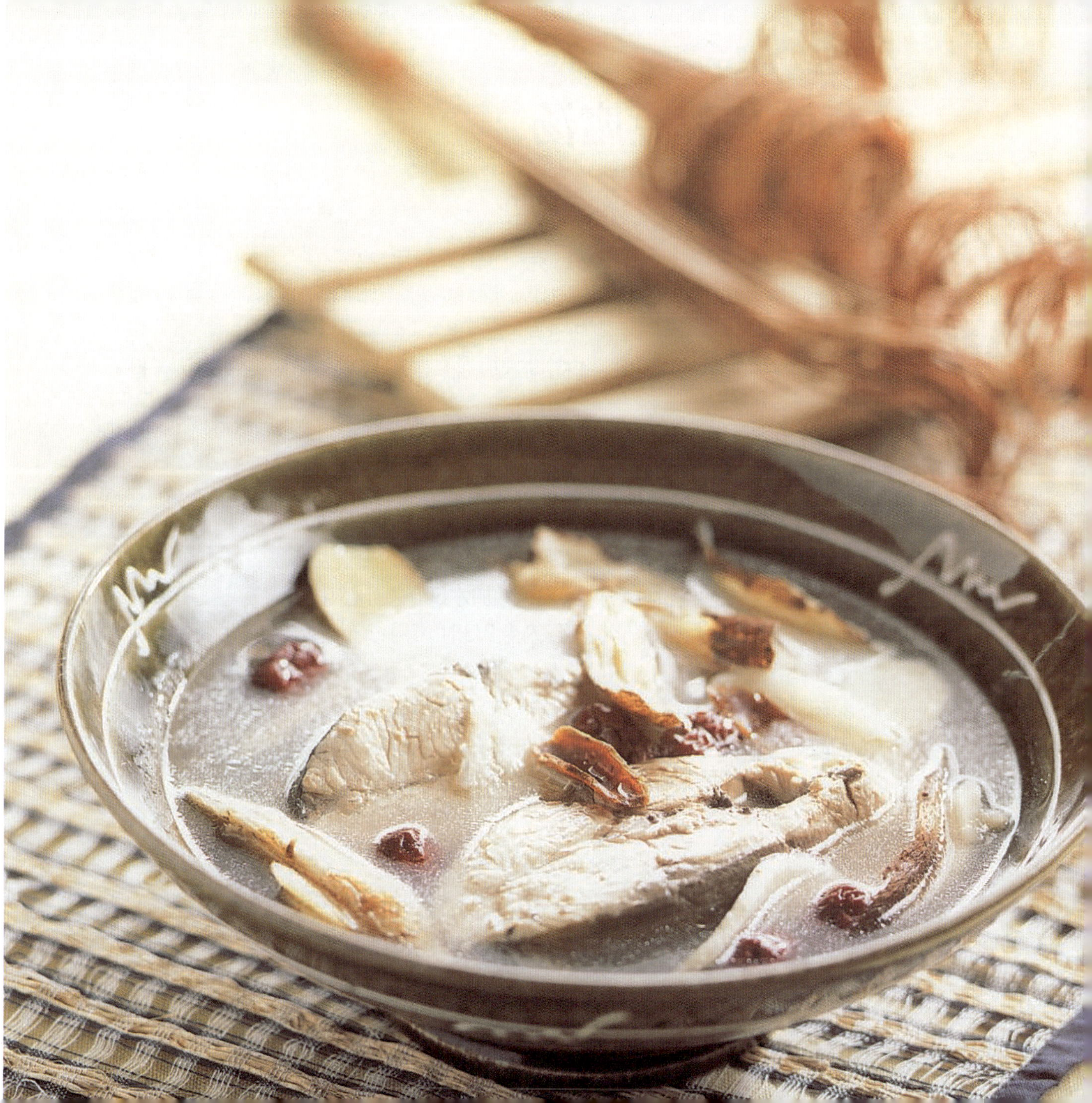

豆豉苁蓉豆腐汤

2人份

〔材料〕

干豆豉	15克	干鱼片	60克
豆腐	2块	葱花	2块
白萝卜	300克	姜	5片
胡萝卜	150克	盐、味精	适量
肉苁蓉、锁阳	各9克	酱油、麻油	适量

〔做法〕

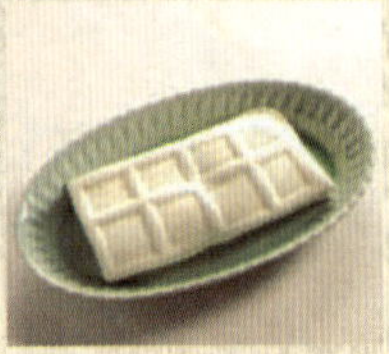

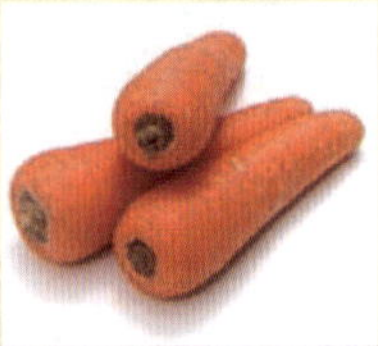

① 干豆豉洗净，压碎；豆腐洗净、切丁；白萝卜、胡萝卜洗净，切块。

② 肉苁蓉、锁阳洗净，放入锅中，加水500毫升，小火煎煮1小时，待药汁煎至约余2/3时，用纱布滤去药渣。

③ 药汁放入锅内，加入干鱼片煮成汤，再放入干豆豉、豆腐、白萝卜、胡萝卜、姜片、葱、酱油、味精，煮约30分钟，淋上麻油，洒上葱花即可。

功效 肉苁蓉、锁阳均有补肾、壮阳、益精的作用，适用于腰膝酸软、阳痿、女子不孕等症。

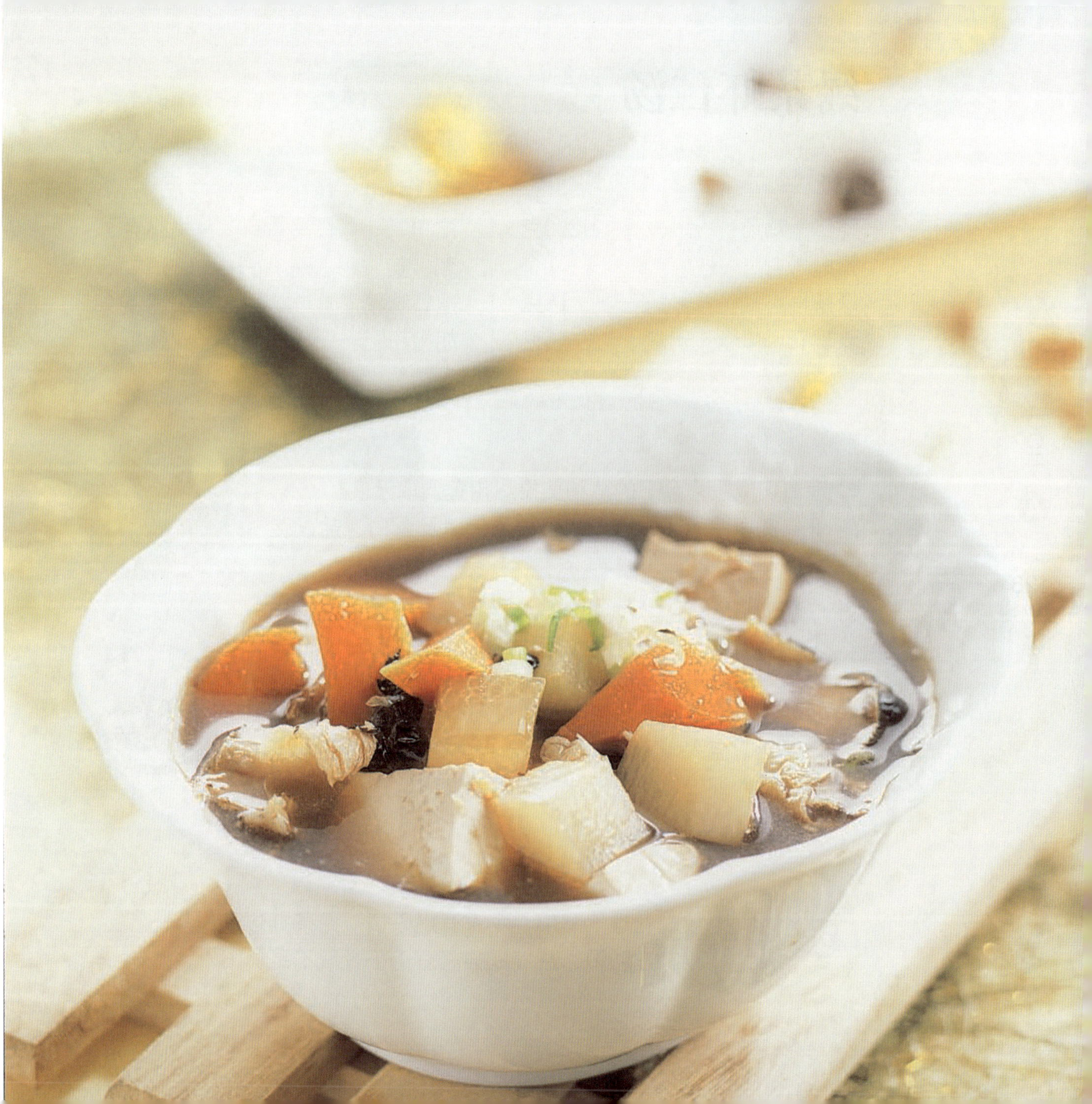

绿茶虾仁汤

2人份

〔材料〕

虾仁、鸡汤	各300克	淀粉	25克
蛋白	1个	葱、姜	适量
绿茶	15克	盐、味精	适量
玫瑰花	6克	胡椒粉	适量
黄酒	25克		

〔做法〕

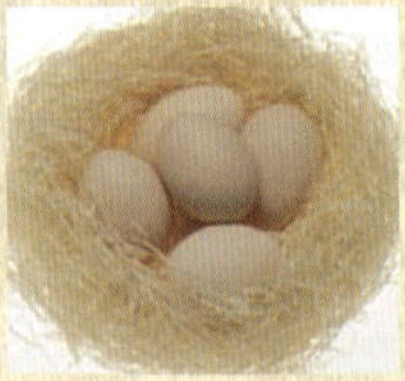

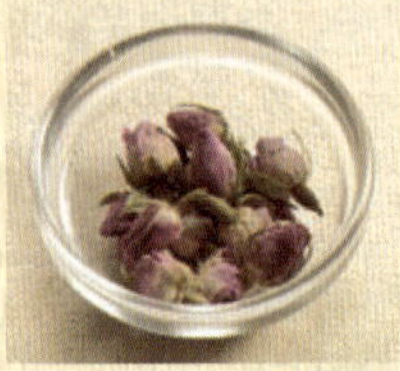

① 葱白切成段，余下的葱和姜捣烂用黄酒取汁。

② 虾仁洗净并沥干水分，用葱姜酒汁以及蛋白、盐、淀粉调匀备用。

③ 用开水将绿茶、玫瑰花泡上，随后把水滤掉，再将沸水冲入，使之发出香味。

④ 煮锅内放入水，煮沸后下入腌好的虾仁，随即用筷子轻轻拨散，待散开已熟时，即用漏勺捞出，备用。

⑤ 将鸡汤、盐和味精在锅中煮，再倒入泡好的茶水煮沸，放入虾仁，撇去浮沫，装入汤盆内，撒上胡椒粉和葱花。

功效 玫瑰花理气解郁，令人有好心情。绿茶虾仁汤可补虚助阳、益气提神。适用于肾气不足、阳虚体弱、心情烦闷者。

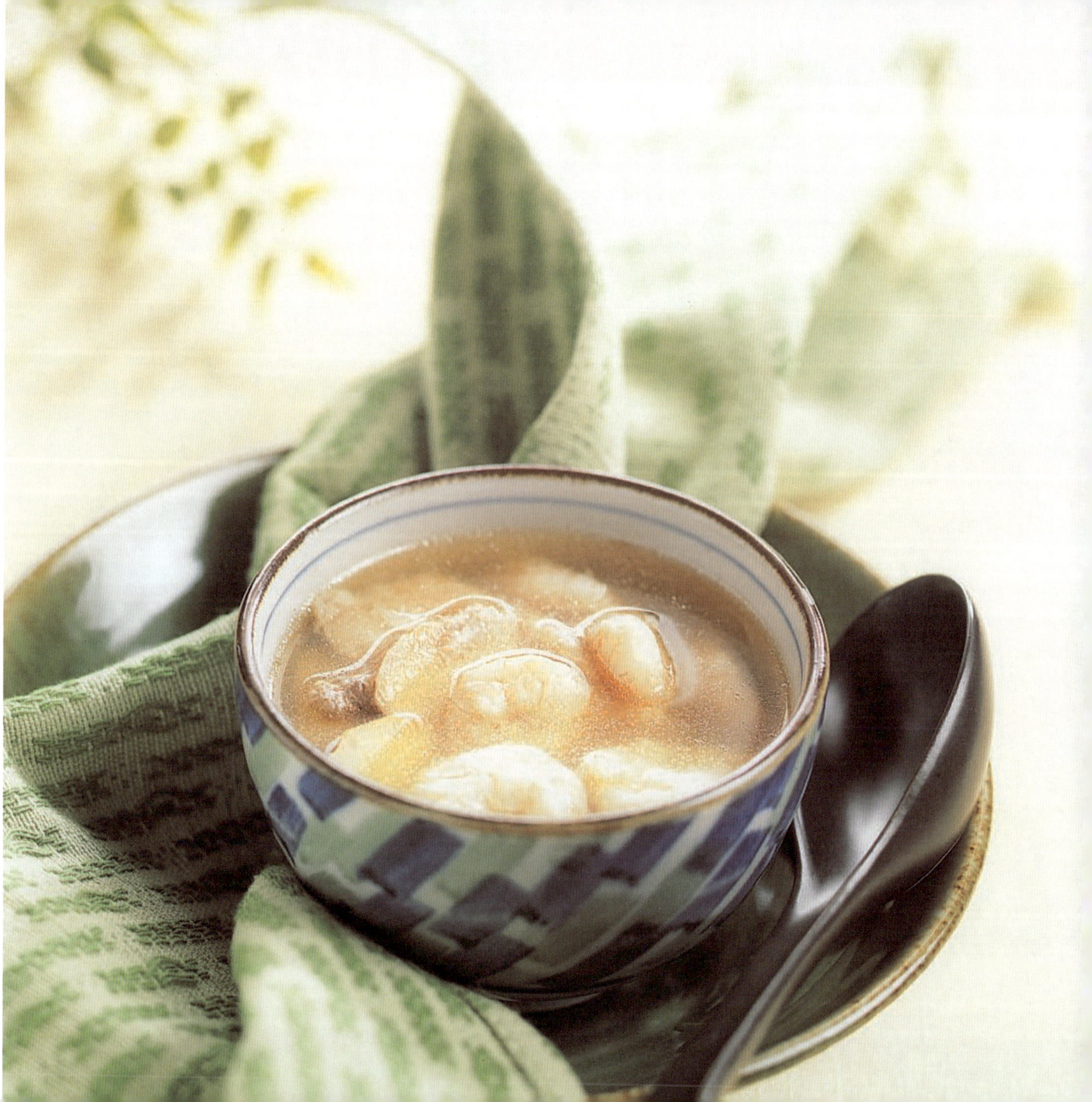

图书在版编目（CIP）数据

不孕不育的食疗／廖宝彩著. ——北京：中国农业大学出版社，2010.7
ISBN 978-7-81117-988-0

Ⅰ.①不… Ⅱ.①廖… Ⅲ.①不孕症—食物疗法②男性不育食物疗法 Ⅳ.①R247.1

中国版本图书馆CIP数据核字（2010）第053538号

著作权合同登记图字：01-2008-5075

书　名 不孕不育的食疗
作　者 廖宝彩　著

策　划 张　蕊　陆　强　　**责任编辑** 栾　鸥
封面设计 东方黑马　　**责任校对** 王晓凤　陈　莹
出版发行 中国农业大学出版社
社　址 北京市海淀区圆明园西路2号　　**邮政编码** 100193
电　话 发行部 010-62731190,2620　　读者服务部 010-62732336
编辑部 010-62732617,2618　　出　版　部 010-62733440
网　址 http://www.cau.edu.cn/caup　　**E-mail** cbsszs@cau.edu.cn
经　销 新华书店
印　刷 涿州市星河印刷有限公司
版　次 2010年7月第1版　2010年7月第1次印刷
规　格 880×1 230　24开本　5.5印张　100千字
定　价 28.00元

图书如有质量问题本社发行部负责调换